実習指導を通して伝える看護

看護師を育てる人たちへ

吉田みつ子

日本赤十字看護大学
基礎看護学・がん看護学

医学書院

実習指導を通して伝える看護
——看護師を育てる人たちへ

発　行	2018年 5 月 1 日　第1版第1刷Ⓒ
	2023年 6 月 1 日　第1版第5刷

著　者　吉田みつ子

発行者　株式会社　医学書院
　　　　代表取締役　金原　俊
　　　　〒113-8719　東京都文京区本郷1-28-23
　　　　電話　03-3817-5600(社内案内)

印刷・製本　アイワード

本書の複製権・翻訳権・上映権・譲渡権・貸与権・公衆送信権（送信可能化権を含む）は株式会社医学書院が保有します．

ISBN978-4-260-03529-3

本書を無断で複製する行為(複写，スキャン，デジタルデータ化など)は，「私的使用のための複製」など著作権法上の限られた例外を除き禁じられています．大学，病院，診療所，企業などにおいて，業務上使用する目的(診療，研究活動を含む)で上記の行為を行うことは，その使用範囲が内部的であっても，私的使用には該当せず，違法です．また私的使用に該当する場合であっても，代行業者等の第三者に依頼して上記の行為を行うことは違法となります．

JCOPY 〈出版者著作権管理機構　委託出版物〉

本書の無断複製は著作権法上での例外を除き禁じられています．複製される場合は，そのつど事前に，出版者著作権管理機構(電話 03-5244-5088，FAX 03-5244-5089，info@jcopy.or.jp)の許諾を得てください．

はじめに

　私が教員になって初めて担当した実習の最終日のことでした．2年生の学生Zの受け持ち患者，桜谷さんに挨拶に伺ったときのことです．「本当にZさんには世話になったよ．毎日，毎日ね，一緒にリハビリしてくれて…」と70歳代の男性が号泣しました．

　涙で言葉にならない桜谷さんに代わり，臨床指導者は「そうだよね，動けなくなって落ち込んでいたときにZさんが来てくれて…．桜谷さんも来週末に退院できるのよね．Zさんと一緒に卒業だね」と言いました．桜谷さんはますます涙が止まらない様子で，「先生にもね…ほんとに毎日，一緒にリハビリについてきてもらって，お世話になりました」と教員の私にまで感謝され，患者，学生，指導者，皆で泣き笑いしました．

　新人教員だった私は，数名の学生を担当し，それぞれの受け持ち患者の名前を覚え，病状の変化やケアを確認するだけで必死の毎日でした．学生の実習記録にどのように，何をコメントしてよいかもわからず，学生が行うケアを手伝うだけの日々でしたが，学生たちの達成感は高く，実習が無事に終わったことが不思議でした．教員として，何がよかったのか，次の実習ではどうしたらいいのかはわからないままでした．

　その後，追われるように実習指導が続く中で，「そもそも実習指導とはいったい何をすることなのだろうか」と考え始めるようになりました．明文化された実習目標や目的を学生が達成できるように指導するのは言うまでもないことです．しかし，学生一人ひとり，そして受け持ち患者，臨床指導者，教員が体験していることは，実習目標や目的には収まりきりません．桜谷さんの涙は，何を意味していたのでしょうか．一人ひとりの固有の体験の中にこそ，学生と患者，指導者が互いに育くむ学びがあるのではないかと考えるようになりました．

　あれから20年弱，幾度となく実習指導を担当してきましたが，患者，学生，指導者，実習場のどれをとっても同じ組み合わせはありません．実習前はいつもドキドキするような気持ちです．

　本書では，そんな"予測のつかないドラマ"を通して，そこから「実習指導とは何をすることなのか」と一緒に思いを巡らせ，問うていただけたらと願っております．

　2018年1月

吉田みつ子

CONTENTS

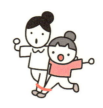

はじめに iii

第1章　学び方を学ぶことから始まる

SCENE 1　「情報収集」に途方に暮れる学生に
どう接していますか？ 2

SCENE 2　「話を聴いているだけでいいの？」
…学生の不安に気付いていますか？ 10

SCENE 3　限られた期間の中で，類推する力，
観察する力をどう伸ばしますか？ 17

第2章　Doing から始まる Knowing

SCENE 4　過緊張の学生にどう接していますか？ 28

SCENE 5　「状況をみながら行動すること」を
どのように学生に伝えたらよいのでしょう？ 35

SCENE 6　受け持ち患者さんが亡くなったとき，
学生にどう関わりますか？ 42

SCENE 7　意識レベルが低下した患者さんに語りかけ，
ケアする意味を伝えていますか？ 49

第3章　経験を通して「看護師」らしくなる

SCENE 8　学生の身だしなみ，注意すれば直りますか？ 58

SCENE 9	ケアのやり直しは何回まで許されますか？	65
SCENE 10	敬語は必ず使わなければならないのでしょうか？	71
SCENE 11	学生が1人で介助する時機を，どのように判断しますか？	78

第4章　看護の価値・意味を発見する

SCENE 12	患者さんの苦痛に向き合う意味を，伝えることができますか？	90
SCENE 13	"ちょっとしたこと"の意味を見逃していませんか？	97
SCENE 14	実習でしかできない「責任を負う経験」，大切にしていますか？	104
SCENE 15	学生が「自分を知る経験」ができるよう，関わっていますか？	111

第5章　臨床のリアリティが問いを拓く

SCENE 16	習ったことと違う！基礎と応用の違いをどう伝えますか？	120
SCENE 17	理想と現実の矛盾を指摘する学生にどう対応しますか？	126
SCENE 18	臨床経験の少ない分野での実習指導に不安を感じていませんか？	133

第6章 看護を言葉で伝える

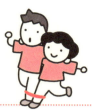

SCENE 19 報告のときに口ごもる学生にどう対応しますか？ ……… 142

SCENE 20 実習記録へのコメント，一方通行になっていませんか？ 149

SCENE 21 カンファレンスでの"沈黙"の理由をどう考えますか？ 156

おわりに ……… 167

COLUMN

看護師の立ち居振る舞いが，患者の回復過程を妨げる？ ……… 26

布団がぐちゃぐちゃでも気にならない?! ……… 56

実習室でできていた技術が実習場でできないのはなぜ？
—マイクロ・スリップから読み解く ……… 86

医療の中に残り続ける"解放"すべき言葉 ……… 140

看護学生は最下層？ ……… 164

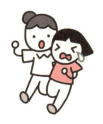

ブックデザイン ISSHIKI（デジカル）
イラスト ふるやまなつみ

第 1 章

学び方を学ぶことから始まる

教室から病棟へと学びの場を移したとき，学生の前には新しい壁が立ちはだかります。
生身の患者さんを前にして，何をどう学んでいけばよいのか，そこにはマニュアルはありません。
実習は，学び方を学ぶことから始まるのです。
例えばこんな SCENE から考えてみましょう。

> **SCENE 1**
> 「情報収集」に途方に暮れる学生にどう接していますか？
>
> **SCENE 2**
> 「話を聴いているだけでいいの？」…学生の不安に気付いていますか？
>
> **SCENE 3**
> 限られた期間の中で，類推する力，観察する力をどう伸ばしますか？

SCENE 1

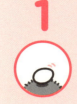

「情報収集」に途方に暮れる学生にどう接していますか？

　膨大な電子カルテの情報を目の前に，どこから手を付けたらよいかと焦る学生，電子カルテのパソコンの順番待ちでカンファレンス室から出ない学生の姿をよく見かけます。脇目もふらずメモ帳を片手にカルテ情報を書きなぐる学生を見るたびに，「看護過程」という名のもとの学習が看護学生に大量の記録物を要求し，目の前にいる生身の患者さんから発せられる言葉を学生が直に受け取る機会を阻んでいるのではないかとさえ思うことがあります。次の場面から考えてみましょう。

実習場面を見てみよう

学生 Oさん 1年生

患者 若田さん 50歳代

臨床指導者

ひたすらカルテを見る，見る，書き写す…

　実習初日，病棟でのオリエンテーションを終え受け持ち患者が決まると，学生たちがカルテを閲覧する許可を得る。今や多くの医療機関で，カルテの電子化が進んでいる。日頃からパソコンやスマートフォンなどの電子機器の扱いに慣れている学生は，あっという間に操作を覚える。

　6人の学生は，カンファレンス室に設置された2台のパソコンを使用することになった。臨床指導者が「患者さんのところに行ってお話したり，カルテを見たり，譲り合ってやってください」と促すと，まっ先にパソコンの前に座ったのは学生Oだった。指導者側から

見ると，Oは猪突猛進型で，周りの状況があまり見えていないタイプだった。他の学生たちは，互いに遠慮し合いながら電子カルテを見る順番を決めた。

　学生たちは，受け持ち患者の疾患や治療法に関する資料やテキストを読んだりして，ベッドサイドに行く気配がない。臨床指導者が，患者さんのもとに行ってみたらどうかと促すと，2名の学生が不安そうに病室に向かった。一方，学生Oはパソコン画面を見つめ，懸命に何かを書き写していた。手元を見ると，数日間の熱，血圧，脈拍の数値，血液検査結果がびっしりとメモされていた。ひたすら検査結果を書き写す学生Oの姿から，臨床指導者は焦りのようなものを感じた。

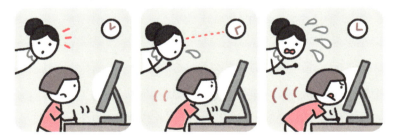

メモした情報は何のため？

　学生Oの受け持ち患者は50代の若田さんで，糖尿病の血糖値のコントロールがうまくいかず入退院を繰り返していた。右足の親指に壊疽があり，傷の手当てが必要だった。

　学生Oは，実習初日から若田さんのバイタルサインズの測定を計画しており，臨床指導者と一緒に病室に向かうことになった。しかし，10分後にしょんぼり肩を落とし，カンファレンス室に戻ってきた。教員がどうしたのかと尋ねると，ベッドサイドでは次のようなやりとりがあったという。

　若田さんは血圧測定には快く応じてくれた。学生Oは，学校で

いつも練習していたように若田さんには座位になってもらった。腕にマンシェットを巻き終わったとき「いつも血圧はどのくらいですか?」と尋ねると，若田さんは少し首を傾げながら，「う〜ん…覚えてないなぁ…いくつだっけ？」と普段から数値を気にとめていない様子だった。
　そこへ「若田さんはいつも140くらいですよ」と，臨床指導者が助け舟を出してくれた。病室を出ると，臨床指導者から「若田さんのところに行く前に，カルテを見て血圧の値をメモしてたよね？」「患者さんに血圧の値を聞いてもわかっていない人もいるし，カルテに書いてあるんだから，ちゃんと把握してから測定するものだよね。そうしないと測った数値が高いのか低いのかも判断できないよね…」と言われた。

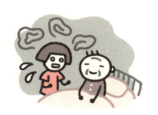

カルテのどこから，何を見たらいいの?!
　学生Oはその後の学生カンファレンスの中で，「血圧を測ったんだけど，どのくらいまで圧を上げたらいいかわからなくて，患者さんにいつもの血圧を聞いちゃった。指導者さんにカルテを見ればわかるでしょって言われたので，ああ…そうかって思った。けど，カルテにはいろんなことがいっぱい書いてあるけど，どこから，何を見たらいいのかわからない」と話した。他の学生からもカルテの情報量が多いこと，どこから手を付けてよいかわからない，実習記録用紙を書くためにカルテのどこを見ればいいかわらないといった意見が出た。
　一方，カルテを見る前に患者さんのもとに行った学生からは，「とっても話しやすい患者さんだったよ。奥さんが毎日来ていて孫もいる。健診で引っかかって胃がんの手術をしたんだって。早く元

気になってゴルフがしたいって前向きな感じだった。髪の毛がべったりしてたのが気になって，洗髪はどうですかって提案したら，『ずっと洗ってないから匂うでしょ，悪いね』って喜んでくれたよ。明日は洗髪の計画を立ててこようと思う」と嬉しそうな表情で語った。

そのとき何が…？ 考えてみよう

そんなにメモしてどうするの？

　学生Oのように，電子カルテの中の膨大なデータを片っ端からメモし，数値と格闘する学生は珍しくありません。実習前にどのようなことが不安かを尋ねると，「アセスメントや看護計画の記録ができるかどうかです」という学生の声が多く聞こえてきます。実習前からアセスメント用紙の空欄部分を見るだけで焦ってしまう気持ちはわかります。

　学生Oは，一生懸命にバイタルサインズの値を書き写していましたが，若田さんの血圧を測定するときは，そのデータは活用されていませんでした。実習初日の緊張のために頭の中が真っ白になったのでしょうか？ それだけでもなさそうです。何のためにカルテを見ていたのかと臨床指導者に問いかけられて初めて，自分が写した数値をケアの場面でどうやって活用したらよいのかに気が付いたのではないでしょうか。

　看護教員である筆者は，学生に「そんなにいっぱいメモしてどうするの？」と単刀直入に聞いたことがあります。答えは「とりあえずメモしてから，あとでアセスメント項目に振り分けて考えます」でした。

　学びの初期段階の看護学生にとって情報を収集すること（カルテ

からメモすること）と，それを目の前の患者さんの様子と照らし合わせて数値に意味を与えることは，高度な思考なのです。カルテに並ぶ数値の意味を読むためには，患者さんの疾患や治療の経過，行動特性などの「背景」となる知識が必要です。つまり，それがアセスメントするということです。

カルテに並ぶ数値の意味を読む

　看護師は当たり前のようにカルテの中にある数値の意味を読みとり，ベッドサイドでは患者さんの顔色や症状，生活行動などの様子を聞きとりながら，頭の中でめまぐるしく数値の意味を解釈し，判断します。学生にとっては，一つひとつの数値や文字が意味をもたずにバラバラになってカルテの中にあるのですから，「ひたすらメモして，あとからその意味を考えようとする」という作戦にはうなずけます。

　でもそんなときに，指導者が患者さんの病気の経過を説明しながら意味を紐解く，ちょっとしたきっかけをつくることで，学生は力強く1人で進んでいけるのではないでしょうか。「自分で調べなさい」「調べてから質問しなさい」という指導者もいますが，ほんのちょっとのきっかけさえあればよいのです。例えば患者さんが発熱し，学生が「38℃です」と数値のみ報告したときに，「患者さんの熱が高いとき脈拍や呼吸数はいつもと同じだった？　痛いとか他に何か患者さんは言ってなかった？　熱が上がると連動してバイタルサインズが変化することもあるよ。○○さんの場合に，いつもの値と違っている数値はある？…」などと問いかけると，学生の思考が広がります。

看護の芽を摘まない関わりを

　一方，カルテを見ることなく，ベッドサイドで患者さんと話してきた学生の経験をどう考えたらよいのでしょうか。学生は，短時間

の話の中であっても，患者さんの病気が見つかったきっかけや術後の回復への意欲，趣味，孫がいること，髪の毛が匂うのではないかと気にしていることを掴みとってきました。いきいきと術後の回復への意欲を語る患者さんと，幾日も洗っていないぺっとり張り付いた髪のコントラストが，学生の「ケアしたい」という思いを引き出したのでしょう。

　カルテの中の"意味を帯びないバラバラの数値や文字"に四苦八苦する学生と比べて，ベッドサイドで患者さんと接してきた学生の体験は対照的です。ベッドサイドで生身の患者さんに接してきた学生は，どのようなケアをしたいのかということまで考え，患者さんに提案できているのです。

　このような場合に指導者にありがちなのは，「患者さんのアセスメントをきちんとしてから洗髪の必要性を判断しなさい」という対応です。これでは，せっかくの学生の体験が，指導者の一言によって意味のないものとして扱われてしまうことになります。

　学生が患者さんのケアの必要性を感じとった体験や，「看護したい」という思いを始まりとして，「どんな方法で洗髪すると患者さんにとってよいのか」「もっとどんな情報があれば患者さんにとってよい洗髪の方法を考えられるのか」を問いかけ，思考を広げていくことが大事です。

　「情報収集をきちんとしてアセスメントしなければケアをする根

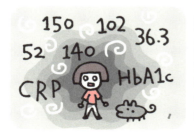
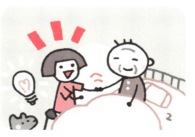

拠がない」というメッセージは，学生の，小さいけれどしっかりはえてきた看護の芽を摘んでしてしまうことになるのです。

生身の患者さんの声を聴く

　指導者が「カンファレンス室にこもってばかりいないで，患者さんのところに行きなさい」「ベッドサイドに行って，現場でしか学べないことを学んでほしい」と叱咤激励することがあります。ベッドサイドにはカルテに記載されている情報以上のものがあるからです。

　では，「情報以上のもの」とはなんでしょうか。カルテの中にすべての情報が文字化され記載されているわけではありません。例えば「とても話しやすい患者」というのは患者さんと話してみないとわからない情報です。何よりも重要なのは，揺るぎない存在として目の前にいる患者さんの存在全体を通して発せられ，学生がその文脈の中でしか感じとることができない場の雰囲気や時間感覚，患者さんの身体から産み落とされた言葉を受け取る経験そのものなのです。

　学生のみならず看護師が患者さんの声を聴くことは，情報収集という言葉で表されるような一方向的なものでもありません。患者さんが語る「物語は，単なる病いについての物語ではない。その物語は，傷ついた身体を通して語られるものであった。病む人々が語る物語は，その人々の身体から現われ出る」[1]のです。学生が患者さんの語りを聴くことが，学生にとっていかに大きな影響をもたらす体験になるかはいうまでもありません。そして指導者の一言が，学生の体験の意味を変えてしまうことにも自覚的でありたいものです。

カルテをいくら読んでも，患者さんが直に発する言葉以上の情報を受け取ることはできない。指導者は，カルテの数値の意味や価値を学生に伝えるとともに，患者さんの生身の言葉からどのようにケアを広げられるかを問う姿勢をもちたい。

カルテからの情報収集時に，その先の看護とどのような意味のつながりがあるのかを学生に問いかけ，情報の意味や価値を考えられるようにすることが指導者の重要な役割です。

　ベッドサイドに出向いたときに生身の患者さんの身体から発せられる病いの言葉を受け取った学生にとって，その体験は「情報収集」という看護過程のプロセスの1つに還元できるものではないでしょう。指導者との対話によって，学生の体験の意味はより広く，深く広がる可能性をもっています。学生が自分の思いを気軽に話すことができるような，自由な対話の空間を生む関係性を創りたいものです。

【参考・引用文献】
1）Frank,A.W.（1995）／鈴木智之 訳（2002）：傷ついた物語の語り手―身体・病い・倫理．p.18，ゆみる出版．

SCENE 2 「話を聴いているだけでいいの?」…学生の不安に気付いていますか?

　患者さんと信頼関係を築き,看護援助を提供することがどの領域の実習でも重要なことはいうまでもありません。学生の性格傾向や対人関係能力によって,積極的に患者さんに声をかける学生もいれば,緊張して言葉が出てこない学生もいます。患者さんとの会話のキャッチボールができることが,学生にとっては患者さんとの関係性を築く第一歩です。

　しかし,「患者さんに関わる」ということは,学生たちがこれまでに同級生や家族など,限られた対人関係の中で行ってきた意思疎通や関わり方とは異なります。患者さんは病いを経験している人であり,学生は看護を学ぶ者として出会います。

　治療を受け療養する人,高齢者,乳幼児など,これまで出会ったことのない人々と関わることを,どのように学んでいくのか,次の事例から考えていきましょう。

実習場面を見てみよう

学生 I さん
1年生

患者 市川さん
50歳代

臨床指導者

看護教員

話を聴くだけで「いっぱい,いっぱい」

　不安と期待の入り混じった1年生最初の実習。臨床指導者は,1年生ということを考慮し,なるべく病状が安定し医療処置の少ない患者さん,おしゃべりが好きな患者さん数名を受け持ち患者に選んでくれていた。

学生Iが受け持つことになった患者の市川さんは，胃がんの術後4日目だった。市川さんは外見からは手術を受けたと感じさせない体格のよい50歳代の男性で，Iは，臨床指導者とともに市川さんの血圧測定などを行った。一連の計測を終えると，臨床指導者は，Iに「市川さんとお話したらどう？」と促し立ち去った。Iは突然その場に放り出されたような格好になったが，市川さんは「今，何年生？ 娘と同じくらいかな」と話を切り出した。

　学生カンファレンスの時間になっても学生Iが戻ってこないため，教員が市川さんの病室に行くと，Iはベッドサイドの椅子に腰掛け，市川さんはベッドに横になり，天井を見つめながら何やら話していた。Iは教員の顔を見るなり，ほっとした表情になり，病室を出ると「いっぱい，いっぱいで…」と困ったような表情を浮かべていた。

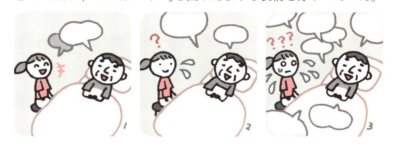

学生Iの混乱「頭の中がぐちゃぐちゃで…」

　病室で市川さんは，学生Iの学校の話をひと通り聴き終えると，自分のことを話し始めたという。「営業の仕事で1日中外を歩き回るだろ。昼ご飯が唯一の楽しみ。カロリーも気にしてね。なんか胃がおかしいなとね…」「それから会社に戻って，それでまた出ていくわけ。そうなるとまた電話がかかってきて，また出るわけ」と途切れなく話し続けた。

　学生Iは「よくわからなかったんですけど，会社のトイレで吐いたとか，事務の仕事に代わったけど家族を養うためには仕方がない

とか，いろいろ話すんです。でも，それがいつの出来事なのか，病気がわかる前のことか，今のことなのかわからない。あれっ？と思っているうちに話題が変わって頭の中がぐちゃぐちゃしてきて」と，結局市川さんから何を聴いたのかがわからなくなってしまったようだった。

　市川さんは学生Ｉの受け持ち開始から退院までの10日間，同じような話を繰り返した。Ｉに他の学生から「Ｉさんの患者さんは，話をいっぱいしてくれていいね」と言われたが，Ｉは「同じ話の繰り返しが多いし，こちらから退院後の生活のことを質問しても，いつも同じ話に戻る。聴いているだけで何も言ってあげられないし，落ち込むよ」とぼそっと答えた。

思いがけない，市川さんからの手紙

　実習後の面接で，学生Ｉは「他の学生は車椅子の援助や清拭をしたとか言っているのに，私はずっと市川さんの話を聴いているだけ。何も言ってあげられなかったし，聴いているのがつらい時もあって。関われていたのかな。市川さんに何かを援助したのかな…」と言った。教員はなんと返答してよいかわからず，「そうかなぁ」と言葉を濁し，労うことしかできなかった。

　1か月後，思いがけないことが起きた。市川さんから学生Ｉ宛ての手紙が学校に届いたのである。Ｉは興奮気味に教員に手紙の内容を伝えた。市川さんの手紙には，初めての入院，がん告知と手術，不安でいっぱいだったこと，その中で娘と同じ年頃の学生が，毎日来てくれて話し相手になってくれたことへの感謝，退院後は元気に会社に復帰していること，退院のときは慌ただしかったのでお礼を伝えられなかったことなどが書かれており，「立派な看護師になってください」という言葉で結ばれていたという。

　Ｉは，「もっと，ちゃんと市川さんの話を聴いておけばよかった。

どうしよう…」と嬉しさと申し訳ない気持ちが入り混じっているのだと話した。

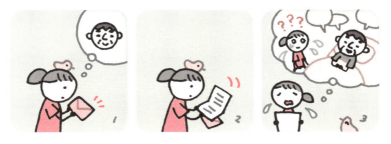

そのとき何が…？ 考えてみよう

苦悩のただ中にいる人の声を聴く苦しみ

　学生Iは市川さんの話を聴くうちに，頭の中が"ぐちゃぐちゃ"になり，これ以上聴けないような状態になりました。それには2つの状況特性が絡んでいます。

　1つ目は，学生Iが市川さんの断片的な話を解釈できるだけの市川さんの背景を知らなかったことです。私たちは相手の置かれた状況やそれまでの出来事の経過などの背景をわかっていると，いちいち前後関係の説明がなくても，「誰が，いつ，どこで」といった説明が飛ばされていても意味を理解できます。ところがIは市川さんとは初対面です。相手のことを知らない中で，「いつ，どこで，誰が，何を，どのように」ということが省略された話を聴くと，聞き手は筋書を組み立てることができず，意味を受けとめにくいのです。私たちは日常的に理路整然と会話していることはほとんどありませんが，それでも会話が成立するのは，互いに背景にある意味を理解し合う関係性が前提となっているからなのです。

　2つ目は，「深い苦しみのただ中にいる人は，言葉にする手前の体

験が混沌と存在し，他者に語ることが難しい」という特徴です。フランクは，「ぶつぶつと断ち切られながら進んでいく言葉」[1]によって，散発的で，話の筋書きが見えない病いの語りを「混沌の語り」[2]と呼び，混沌の語りの聞き手は，「その苦しみの中に取り込まれてしまう」[3]と言います。苦悩の中にある市川さんの，自分自身でさえも言葉を与えてこなかった経験を言葉にするということが，学生Ⅰとの間で行われていたのでしょう。Ⅰが話を聴けなくなったのは，市川さんの「物語が引き起こす不安」が，Ⅰに「聴くことを禁じてしまう」[3]からなのです。つまり，市川さんの語りによってⅠの中に混乱や不安が生じ，それ以上話を聴くことを拒ませたのです。

関わることができているからこそ苦しい

　臨床指導者や教員は，ベッドサイドの学生Ⅰと市川さんの姿を遠目に見る限り，コミュニケーションがとれていると思っていました。実習後の面接時に，Ⅰが「自分は関われていたのかな」という言葉を発しなければ，Ⅰの思いはわかりませんでした。指導者は，この種の「一見問題のなさそうな」学生の経験を見過ごしがちです。学生自身も「とりたてて困っていたわけでもないが，すっきりしない」という感覚かもしれません。なぜ，このようなことが起きたのでしょうか。

　その答えは，市川さんから届いた手紙から見つかりました。手紙には，市川さんがどれだけ学生Ⅰに勇気づけられ，救われたかが綴られていました。Ⅰは，市川さんの話を聴くのが苦しいという自分に直面しながら，市川さんの語りを聴こうとしていました。その1週間に対する答えが，手紙に示されていました。Ⅰは，市川さんの苦悩に丸ごと関与したからこそ苦しかったのです。

　「苦しみは感じ方でもなければ，経験や抽象的な考えでもない，それは存在論的なものである。苦しみは人間に関与しているとき，

もしくはその文脈で考えられるときにのみ理解される」[4]と言われています。他者の苦しみに関わることで初めて人はそれを理解することができますが、それが容易いことではないことも事実です。

患者さんの病いに出会い、その声を聴くには努力を要する

この事例は、学生が患者さんのベッドサイドに行くのを躊躇するとき、カンファレンス室からなかなか出ようとしないとき、患者さんの病いに学生がどのように出会い、弱さや苦しみを経験しているのかに着目することがどれだけ重要かを考えさせてくれます。

意識レベルが低下した患者さん（⇒ p.49 SCENE 7 参照）や、手足の動かない重度障害を負った人を受け持つ学生の困難さについては、指導者も容易に想像できます。指導者は、学生とともに患者さんの身体的なケア、直接的な生活行動の援助を行いながら、学生がどのように受けとめているのかを知る機会があります。一方、市川さんのように日常生活行動が自立していて、コミュニケーションがとれている（ように見える）場合は、学生がどのような経験をしているのか、見えにくいことがあります。

「いかなるときもケアする相手の弱さと苦しみを受け入れられる状態にあることは、信じ難いほどの努力を要することもたしかであろう」[5]といわれています。学生が患者さんの病いに出会い、苦悩する人々の声を聴くことは簡単なことではないのです。

学びの
ツボ

患者さんの病いの語りを聴くことは,患者さんとの大切な関わりである。しかし,それは簡単なことではない。指導者はその事実を知った上で,学生を労いながら,「患者さんに関わることの意味」を考え,伝えていく姿勢をもちたい。

　患者さんが病いについて話すとき,それは時に苦悩に満ちた断片的な語りのこともあるでしょう。聞き手となった学生にとって,他者の病いの苦悩を聴くことは努力を要するものなのだという事実を,指導者は知っておく必要があります。

　一見するとコミュニケーションがとれているように見えても,学生が患者さんのベッドサイドに行くことを躊躇していないか,「自分は何もできない」ともやもやしたものを抱えていないか,問いかけてみましょう。日常生活行動の援助をしていないと「何かをした」感じがしないかもしれません。しかし話を丁寧に聴くこと自体が,本当の意味で患者さんに関わることなのだと学生を励まし労うことで,学生の経験の意味をともに考えていけるはずです。

【参考・引用文献】
1) Frank,A.W.（1995）／鈴木智之 訳（2002）:傷ついた物語の語り手―身体・病い・倫理. p.142, ゆみる出版.
2) 前掲書1), p.139.
3) 前掲書1), p.140.
4) Raholm,M.B.：思いやりに満ちたケアリングの倫理学.〔V.Tschudin編（2003）／井部俊子監修,大東俊一 監訳（2006）:境界を超える看護―倫理学へのアプローチ. p.34, エルゼビア・ジャパン〕.
5) Austin,W., Bergum,V., Dossetor,J.：関係性の倫理学.〔前掲書4), p.98〕.

SCENE 3 限られた期間の中で，類推する力，観察する力をどう伸ばしますか？

　昨今，急性期医療を担う病院の平均在院日数は1週間程度と短く，多くの学生が実習期間に2名程度の患者さんを受け持ちます。学習という点から見ると，看護計画・実践・評価を1人の患者さんを通して経験できるのが理想的でしょう。しかし実際には，学生がカルテ情報を整理する間もなく患者さんが退院することもあります。かたや，2週間以上入院している患者さんは重症度が高く，学生が受け持つのは難しいのです。

　このような現場の中で，どのように実習を進めていけるでしょうか。このような医療事情があるからこそ，実習で育むことのできるものもありそうです。次の事例から考えてみましょう。

実習場面を見てみよう

挨拶，手術，もう退院?!

　外科系病棟の午前は慌ただしい。看護師たちは手術室への患者の送り出し，検査や手術を終えて退院する患者の見送り，新しい入院患者を迎える準備を同時並行で進めている。そんな中，70歳代の加藤さんは，胆石の手術のために10時に病棟に到着した。

　病棟施設の案内や看護師の面談を終えたところで，臨床指導者が実習について説明・依頼すると，加藤さんは快く了承してくれた。学生Kは加藤さんが麻酔医の診察などを受けるところに同行し，

少し話をすることができた。加藤さんは健診で胆石が見つかり，入院になったとのことだった。加藤さんのカルテを開くと，医師の診察結果とこれまでの外来での簡単な経過が記載されていただけだった。Kは約1週間の加藤さんの入院期間に，アセスメントや看護計画を進められるのか不安だった。

　加藤さんの手術は翌日午後2時からだった。学生は手術室まで送ったあと，病室で術後のベッドの準備を整えた。実習終了時間までに加藤さんの手術が終わらず，学生は術後の加藤さんに会うことなく週末を迎えた。

　月曜日に再会したとき，加藤さんのドレーンは抜去されガーゼで覆われていた。加藤さんは「手術した夜と翌日は痛くて大変だったけど，だいぶ楽になった」と話した。手術の翌日には看護師の付き添いでトイレまで歩き，今は1人でも大丈夫とのことだった。

　学生Kは週末に，術後合併症の呼吸循環状態の観察項目について調べてきたが，臨床指導者からは「合併症の観察も時期によって優先順位がある，術後3日目まで順調に来た加藤さんには呼吸循環状態よりも優先されるのはどういうところか考えるように」と助言を受けた。

　術後4日目，学生Kは離床のための看護計画を立てたが，臨床指導者からは「退院後の生活を視野に入れて情報収集をし，退院指導につなげるように」と言われた。

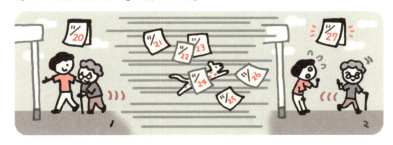

学生Kは展開の早さについていけず，術後の加藤さんに何も関われないという思いが強く残った．加藤さんは予定通り，1週間で退院していった．

手術，観察，急変!!

　加藤さんの退院後，学生Kは木村さんを受け持った．木村さんは50歳代の男性，加藤さんと同じ疾患で，術式も同じだった．木村さんは脂質異常症，高血圧，糖尿病の治療中で，喫煙歴30年，内服薬も数種類あった．Kは手術室に木村さんを見送り，加藤さんを受け持ったときと同じく酸素吸入器や電気毛布，点滴スタンドなど術後のベッドの準備を行った．

　午後1時に木村さんが手術室から帰室し，臨床指導者と一緒に術後の観察を行った．酸素マスクを付けた木村さんの顔は青白く，臨床指導者が「木村さん，お部屋に戻りましたよ」と声をかけると，ようやく木村さんは目を開け，わずかに頷いた．

　学生Kは，ふと「術後の加藤さんもこんな状態だったのかな」と思った．臨床指導者が手早く胸元を開き，聴診器をあてた．Kも音を聴いてみると，スースーという空気の音に混じって，喉元でかすかな音が聴こえたような気がした．加藤さんの術後3日目の呼吸音を聴いたときには，もっと空気の通る音が静かだった．

　木村さんの指に装着されたサチュレーションモニターは99%を示していた．臨床指導者は木村さんに息苦しさや痛みを尋ね，創部，ドレーン，尿道カテーテル，点滴の刺入部へと視線を動かし，記録していった．ドレーンの袋には血液様の排液が溜まっていた．

　病室を出ると，臨床指導者は学生Kに「呼吸音が気になるから，15分後にもう一度みましょう」と言った．Kはかすかに聴こえた音のことかなと思ったが，よくわからなかった．

　15分後，木村さんのベッドサイドに行くと，いびきのような音

がカーテンの中から漏れ聞こえた。付き添っていた家族は「少し前からいびきをかくようになって」と心配そうだった。

　そこからはあっという間だった。臨床指導者が緊急コールを押し，気道確保，酸素投与量を上げた。酸素飽和度は88％，救急カートを持った医師やスタッフが駆けつけ，病室は騒然となった。瞬く間に処置が行われ，木村さんの酸素飽和度は99％に回復した。学生Kはただ茫然と，ベッドの足元でその様子を見ていた。

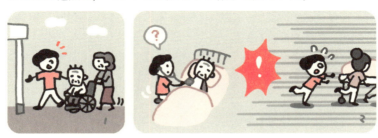

入院したばかりなのに，どうしてわかるの？

　木村さんの状態が落ち着くと，臨床指導者は学生Kに，木村さんに気道閉塞が起こりかけていたこと，15分前にかすかにとらえた呼吸音が気になり早めに訪室したからこそ，早期に発見し対応できた，と話した。Kが「自分だったら見落としていたかもしれない」と言うと，臨床指導者は電子カルテから木村さんの手術前後の2枚の胸部X線写真を開いた。そして，入院時面接の情報から木村さんは夜間無呼吸があることがわかったこと，体格や喫煙歴などからも気道閉塞のリスクが高いこと，術後に舌根沈下とならないように体位を工夫していたことを説明した。

　さらに，既往歴や生活習慣などによって術後の合併症のリスクには個別性があること，リスクが高い人には看護師が予防的に関わり合併症を防ぐことができること，周術期の看護には予測して関わり予防するという面白さがあり，看護の観察や関わり次第で術後の回

復が全然違ってくるのだと話した。

　学生Kは昨日入院してきたばかりの木村さんのことをどうしてそこまでアセスメントできるのか，不思議に思って尋ねてみた。臨床指導者は「その人の既往歴や疾患，年齢や表情からも個別性はみえるよ。わからないことは，これまで関わった患者さんからの経験をもとに推測したり…」と話した。

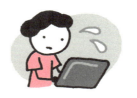

そのとき何が…？ 考えてみよう

　学生Kは，これまでの実習では1人の患者さんを継続して受け持ってきました。今回のように手術日を挟んで1週間という短期間の受け持ちは初めての経験でした。患者さんと話す時間も限られ，電子カルテにも多くの情報が記載されているわけではありません。学生にとって，1人目の受け持ち患者加藤さんとの関わりは，未整理のまま，受け持ち期間が終わってしまったような感覚だったでしょう。

　2人目の受け持ち患者木村さんは，加藤さんと同じ疾患，同じ術式だったため，学生Kは加藤さんを受け持ったときに予習した病態生理や周術期の看護の知識を活用し，多少ゆとりもあった様子です。しかし患者さんの急変という思わぬ事態に，Kはただ茫然と立ち尽くすことしかできませんでした。

"類推する力"をつける

　学生にとって，短期入院の患者さんに関わることの難しさの1つは，少ない断片的な情報をつなぎ合わせ，患者像を描くことにあります。臨床指導者が「その人の既往歴や疾患，年齢や表情からも個別性はみえるよ。わからないことは，これまで関わった患者さん

からの経験をもとに推測したり…」と話していましたが，これは類推，アナロジーという思考です。

アナロジーは「類似」や「類推」ということです。「AとBとの関係にもとづいて，CからDを推論する」[1]という思考です。「帰納や演繹では，既知のものを手掛かりに，未知のものを確実に推論しようとする。でも，アナロジーは，こういう確実な推論ではありえない対象にまで，推論を拡張する手段」[1]と説明されます。

テキストに記載されている概念から，「これがつまり，○○ということなのかな」と推測することもあれば，自分が過去に実際に経験したことや周囲の人から聞いた事例から類似する点が浮かび上がったりします。目の前の事象や状況を見たときに，過去に同じような場面を経験したことがあると思うことはしばしばあります。

やがて，目の前の患者さんはまったく別の人であっても，状況や背景が似ている場合，その点を手掛かりに，少ない情報の断片をつなぎ解釈し，わからないピースはそのままにしながら像を描くことができるようになります。これがアナロジー思考です。私たちも新しい出来事に遭遇し，どのように解釈し受けとめたらよいかわからないとき，類推に似た思考を働かせているのではないでしょうか。

アナロジー思考は，現象の類似性をとらえるという意味で，個々の状況の積み重ねから，本質的な構造や特徴をとらえマップを描くような思考です。看護師が臨床経験を積み重ね，断片的な情報から蓋然的な構造を描けるということは，類推する力，アナロジー思考が培われているからです。看護学生も，知識や実習を重ねることによって類推する力を獲得していきます。

この事例の中で，学生Kは木村さんの術後の観察場面で，ふっと「加藤さんはどうだったかな」と思い浮かべています。Kにとっては唯一術後の患者さんとしてみたのが加藤さんでした。木村さんの状況を解釈するために，加藤さんに関わった経験から得たことを活

用していたのでしょう。短期間に連続して2人の患者さんを受け持ったからこそ，その差異や類似性が際立って見えたのかもしれません。

　類推によって得た解釈や構図は，あくまでも一時的・蓋然的なものです。患者さんへの関わりを進めながら，そして過ぎ去ったあとを振り返りながら，足りないピースを拾い集めていく学びのプロセスもまた，類推という思考を発展させていくことになるのではないでしょうか。

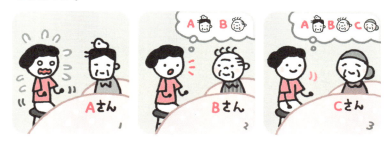

アナロジー思考によって育まれる観察という実践

　さらに，学生Kは木村さんの術直後の気道閉塞を目の当たりにし，術後の合併症はテキストの片隅に記載された"起こるかもしれない遠い出来事"ではなく，現実に目の前の患者さんに起こり得るのだという切迫感，そして観察による異常の発見と対応を含めた一連の行為が患者さんを救うことを実感しました。もちろん，初めて急変を目の当たりにして，恐怖感も抱いたでしょう。

　学生Kは，1人目の受け持ち患者加藤さんの術直後に関わる機会がなく，「何もしていないのに元気になって退院していってしまった」と受けとめていました。しかし，木村さんを受け持つことによって，加藤さんに対する観察と関わりが加藤さんの回復には不可欠であったことに，あとから気付いたのではないでしょうか。

　合併症を起こすことなく術後の回復を果たし退院していく患者さ

んをみていると，ナイチンゲールの有名な一節「内科的治療も外科的治療も障害物を除去すること以外には何もできない。どちらも病気を癒すことはできない。癒すのは自然のみである」[2]「看護がなすべきこと，それは自然が患者さんにはたらきかけるのに最も良い状態に患者さんをおくことである」[3]，そしてそのためには観察がいかに重要であるかということを考えさせられます。

看護は「生命を守り健康と安楽とを増進させるためにこそ，観察をする」[4]のです。しかも観察し何かを発見することだけにとどまらず，「観察の目的は実践である」[5]ことを見失ってはならないのです。目の前の患者さんがどのような経過をたどる可能性があるのか，潜在的なリスクを予測し予防的に関わるためには，アナロジー思考によって積み重ねた観察力が不可欠です。

学びのツボ

短期入院の患者さんを複数名受け持つことの教育上のデメリットは少なくない。しかし，短期間に複数の患者さんを受け持つことによって，類推する力，アナロジー思考を育てることができる。類推する力は，「漠然とした観察」を「実践という目的をもった観察」に変えていく。

医療の効率化・入院期間の短縮化は，実習にも大きな影響を与えています。ケアや観察の積み重ねによる患者さんとの関係性の深まりは，1人の患者さんを継続してみていくことでこそ期待できる実習の成果です。患者さんの入れ替わりが慌ただしい中では，その手ごたえを学生に感じてもらうことは難しくなっています。しかし，個々の患者さんの状況との類似性や差異性に着目することによって類推という思考を発展させていくことは，複数の患者さんを受け持つことで初めて得られる成果です。また，学生は複数の患者さんを受け持ち，類推する力を培う中で，漠然と目の前で起きている現象を見るのではなく，予測性をもって観察する力も身に付けるように

なります。

　慌ただしい実習環境をただ嘆くのではなく，今日的な医療事情の中でこそ育むことのできることに目を向けていきたいものです。

【引用・参考文献】
1) 中山 元（2000）：思考の用語辞典．p.20，筑摩書房．
2) Nightingale,F.（1954）／湯槇ます，薄井坦子，小玉香津子，田村 眞，小南吉彦 訳（2011）：看護覚え書―看護であること 看護でないこと（改訳第7版）．p.211，現代社．
3) 前掲書2），p.212．
4) 前掲書2），p.200．
5) 前掲書2），p.202．

COLUMN

看護師の立ち居振る舞いが，患者の回復過程を妨げる？

　看護師の立ち居振る舞いが患者に与える影響について，改めてナイチンゲール『看護覚え書』[1]を紐解いてみましょう。「ベッドにはもたれないこと(p.95)」「きぬずれ・音を立てて動き回る看護師を患者は嫌悪する(p.85-86)」「室内，ドアの外でのひそひそ話が患者を緊張状態におく(p.83-84)」「使命感のない看護師は，物を触れば必ず，大きな音をたてたり，ひっくりかえしたりする」「ドアをきちんと閉めずに，ただ後ろ手に引っ張るだけだから，ドアはまたぱっと開いてしまう(p.233)」と，看護師の立ち居振る舞いに対する苦言が次々に登場します。100年以上前のナイチンゲールの憂いは，時を超えて今も続いています。

　「患者にしてみれば，自分自身のことに気を配るのみならず，自分の看護師についてまで，彼女が時刻を守るひとなのか，根気強いひとなのか，手ぎわよく冷静に仕事をするひとなのか，そうしたことについてまで，いろいろ気を配っていなければならないとしたら，いっそそんな看護師はそばにいてくれないほうがずっと良いであろう(p.98)」とナイチンゲールは，看護師の存在そのものが，患者の回復過程を妨げることになりかねない，とまで警告しているのです。

【参考・引用文献】
1) Nightingale, F.（1954）／湯槇ます，薄井坦子，小玉香津子，田村 眞，小南吉彦 訳（2011）：看護覚え書―看護であること 看護でないこと（改訳第7版）．現代社．

第 **2** 章

Doing から始まる Knowing

実習の場では，いつも予想外のことが起きます。
何が起こるかは，学生にも，教員にも，臨床指導者にもわかりません。
予想外の出来事に対して，学生は考え，時には思い悩み，何らかの行動を起こします。
そして，自分がとった行動の意味と向き合います。
その場に飛び込んだからこそ，わかることがあるのです。
例えばこんな SCENE から考えてみましょう。

SCENE 4
過緊張の学生にどう接していますか？

SCENE 5
「状況をみながら行動すること」をどのように学生に伝えたらよいのでしょう？

SCENE 6
受け持ち患者さんが亡くなったとき，学生にどう関わりますか？

SCENE 7
意識レベルが低下した患者さんに語りかけ，ケアする意味を伝えていますか？

SCENE 4 過緊張の学生にどう接していますか？

　受け持ち患者が決まり患者さんへの挨拶を行うことが，実質的な実習のスタートラインとなります。患者さんはどんな人なのか，うまく話せるだろうかと，学生は緊張した面持ちで病室に向かいます。
　学生が患者さんに初めて会うときに緊張するのは当然のことですが，その緊張が過度な場合，送り出す側としては気にかかります。
　看護教員〈私〉の視点から，次の場面について考えてみましょう。

実習場面を見てみよう

学生 Aさん
2年生

患者 三田さん
80歳代

臨床指導者

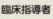

看護教員〈私〉

震えるほどの緊張，大丈夫？

　ある外科病棟での実習初日。私は担当するグループの学生の中で，学生Aのことが気になっていた。実習前に学内で実施した注射の実技試験の際，Aはひどく緊張していたからである。手が汗ばみ，小刻みに震え，手袋をはめるだけでも四苦八苦の様子だった。

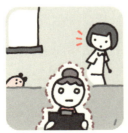
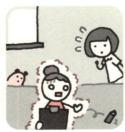
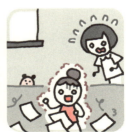

学生Aの受け持ち患者は，80歳代の女性，三田さんだった。

臨床指導者から受け持ち患者のリストを提示されたとき，Aは直腸がんで人工肛門（ストーマ）を造設した術後の三田さんを選んだ。

三田さんを選んだ理由を尋ねると「せん妄に興味があるから」と学生Aは言葉少なに答え，患者さんの情報をメモした。臨床指導者から提示された患者リストには，次の記載があった。「80歳代女性。直腸がん。腹会陰式直腸切断術。ストーマ造設。術後7日目。術後せん妄あり。ストーマのセルフケアを支援し，退院の方向へ」。

待ったなしで始まった「ケア」

学生たちの受け持ち患者が決まると，病室に挨拶に行くことになった。学生Aは手元のメモを見たり周囲の様子を伺ったりと，終始落ち着かず緊張している様子だった。

三田さんの部屋はナースステーションから近い個室だった。部屋に入る前に臨床指導者が「（三田さんは）動きたがらない人だから，散歩とか一緒にしてあげて」などと説明している途中で，院内携帯電話の呼び出し音が鳴った。臨床指導者は説明を中断し，「先生と2人で患者さんのところに挨拶に行ってもらえますか。すぐに戻りますから」と言い，足早に立ち去った。学生Aと私は，その場に取り残された格好になったが，2人で病室に入ることにした。

ドアを開けると，今にも立ち上がろうとしている三田さんの姿が目に飛び込んできた。オーバーテーブルの上には，うがい後の汚水の入ったガーグルベースン，タオル，コップ，床にはセンサー・マットが敷かれ，乱雑な雰囲気が感じられた。

私は慌ててベッドサイドに近づき，「大丈夫ですか」と声をかけた。三田さんはきょとんとした表情で「ちょっと手を洗おうかと思って」と動き出した。私と学生Aは挨拶する間もなく，病室内の洗面台への移動に付き添った。

2 Doing から始まる Knowing

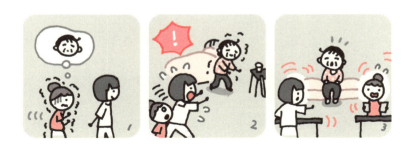

　三田さんは,刺入中の点滴には一切構わず歩き出し,私は点滴ルートが引っ張られないようにスタンドを動かした。学生Aには,ガーグルベースンとコップを洗うよう指示した。三田さんは洗面台の前の椅子に座ると,ゆっくりと手を洗い,うがいをして,「そこの入れ歯,取って」とAに話しかけた。Aがおどおどしながらも,床頭台の上にあった義歯の入ったカップを三田さんに渡すと,三田さんは「ありがとう。助かったわ」とほほ笑んだ。

　私と学生Aは,三田さんがベッドに臥床するのを見届け退室した。実習の挨拶をしていなかったことに気付いたのは退出後だった。そこで,Aに,温かいおしぼりタオルを持って再度訪室しようと提案した。再度病室に入ると,三田さんはAに「さっきはありがとう。あら～,あったかいタオル」と嬉しそうだった。Aが緊張した面持ちで自己紹介をすると,三田さんは「こちらこそ,明日からも頼りにしてます」と手を差し出し握手を求めた。学生は驚いた表情で握手し,病室を出た。

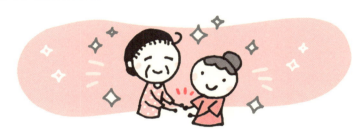

そのとき何が…? 考えてみよう

予想外の展開から生まれたもの

　この事例には後日談があります。数日後に学生Aがグループメンバーの学生に冗談交じりに，次のように話しました。「初日に，いきなり先生がどんどん患者さんの部屋に入っていろいろやり始めたからびっくりしちゃった。挨拶に行っただけなのに，ケアが始まって。言われるままに手伝って。結局，挨拶はし忘れて。笑っちゃった」。

　三田さんに初めて会った場面での出来事は，看護教員である〈私〉にとっても，予想外の展開でした。三田さんの病状，安静度，ADLなど手探りの中での対応でした。今から考えると，病棟スタッフや臨床指導者を呼ぶという対応もあり得たでしょう。むしろ，何もわからない状況の中で歩行を援助するリスクを考えなかったのはなぜかと問われる場面でもあります。しかし，あのときの状況下では，そのようにはなりませんでした。

　三田さんが待ったなしで歩こうとしていたこと，「動かない人・動きたがらない人」と聞いていた三田さんが自分から動こうとしていることに驚いたこと，今ここでの流れを止めようとは思えなかったというのが正直なところです。

　同時に，三田さんの状況をほとんど把握していない中で，洗面台までの移動の際中に，内心ハラハラしていたのも事実です。そのためか，途中まで，学生Aが患者さんの様子を遠巻きに見ていたことに気付きませんでした。

　無事に洗面台に移動できて，ほっとしたときに，学生Aを置き去りにしていることに気が付き，ガーグルベースンとコップを洗うように指示したのでした。その後は，三田さんとAとの2人のや

2 Doing から始まる Knowing

りとりが展開されていきました。

　この場面をきっかけに，過緊張状態だった学生Aの雰囲気は変化しました。実習終了後面接のとき，彼女は「(自分は)緊張しやすい性格」なので，「最初，何をしたらいいのか，三田さんがどう思っているのか不安で，どうしていいかわからなかった」「入れ歯を取ってと頼まれ，明日からよろしくといわれ，病室に行くのに緊張しなくなった」と話しました。

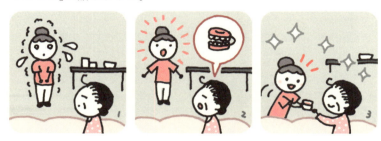

「受け持ち患者さんから求められている」という"かすかな"実感

　学生，患者さん，教員が最初に出会う場面はさまざまです。初対面のときに，患者さんから「学生さんの勉強の役に立てるでしょうか？」と聞かれることがあります。臨床指導者が「いつもの通り過してください。学生は，看護師と一緒に血圧を計ったり，身体を拭いたり，お手伝いをさせていただきます」と説明すると，多くの患者さんは納得します。このやりとりは，患者さんは「看護学生は何をする人なのか？　自分は何をすればよいのか」イメージがわかないということを示しています。

　一方の学生側は，低学年ほど何をしたらよいのかわからない上に，「(自分は)何もできない」という思いも強く，患者さんから「何をするの？」と質問されてもうまく答えられません。患者さんにとって自分はどういう存在なのか，その答えを見つけるのは容易なことではないのです。そんな中，学生が初対面の場面で体験したのは，「受

け持ち患者さんから求められている」という，かすかな実感だったのかもしれません。

「援助者として認められた」実感をもつための"きっかけ"

　「自分は患者さんの役に立っている」という実感は，観念的なレベルで得られるものではありません。学生がベッドの傍らにいて，患者さんの生活行動の世話をする行為の積み重ねの中で得られるものです。他者に依存しなければ自分の手で物を取ることさえできない患者さんの根源的なニーズへの応対としての患者さんと学生の関係性の中で，初めて学生は「援助者として認められた」と実感できるのです。学生Aは初対面で援助者として求められていることをかすかに体験し，その体験が緊張をほどき，患者さんに関心が向かうきっかけとなったのでしょう。

　「カルテからの情報だけに頼らず，ベッドサイドに行きなさい」と，学生は臨床指導者や教員から注意を受けることがしばしばあります。確かに，生身の患者さんとのやりとりから得られることはカルテからの情報以上のものです。しかし，患者さんのもとに行ったからといって，学生の関心が患者さんに向かうとは限りません。

　この場面は，学生が，患者さんや患者さんを取り巻く「場」に入り込むきっかけが大事であることを教えてくれます。三田さんの応対は，看護教員の予想をはるかに超えて，学生を否応なしにその「場」の中に引き込んでいったのです。

患者さんの状況に入り込まなければ，学生は「援助者として受けとめられた」実感をもちにくく，緊張がなかなかほどけない。「患者さんの状況」に入り込むきっかけがあれば，緊張は解け，患者さんにぐっと関心が向かいやすくなる。

2 Doing から始まる Knowing

実習開始の頃，患者さんのもとに行くことを躊躇する学生は少なくありません。そのような学生に対し，臨床指導者や教員が言葉で励まし，ベッドサイドに送り出すだけでは十分とはいえません。ベッドサイドで，学生が患者さんの状況に入り込むことができるようなきっかけとなる場をつくることも時には必要です。

　患者さんから援助者として受けとめられた実感，その経験は「学生は，自分の患者さんには責任をもたなければならないということをじかに学ぶ」[1]ことにつながっていくのではないでしょうか。

【参考・引用文献】
1) Benner,P., Sutphen, M., Leonard,v., Day,L. (2010)／早野ZITO真佐子 訳 (2011)：ベナーナースを育てる．p.274，医学書院．

SCENE 5 「状況をみながら行動すること」をどのように学生に伝えたらよいのでしょう？

　看護師が当たり前に行っていることの1つが，患者さんに起こっている変化や状況に応じて，出来事の意味をとらえ直し，何をすべきか考え，行動することです。これは看護師の目の前に現れる患者さんや家族の微細な変化を見逃さず，これまでの経緯，そしてこれからどのような方向に進むかを見通す臨床的な実践力です。

　この力を育むために指導者はどのように学生に関わればよいか，次の場面をもとに考えてみましょう。

実習場面を見てみよう

学生 Yさん
3年生

患者 山下さん
40歳代

臨床指導者

「結局，私はどうしたらいいの？」

　山下さんは40歳代の男性。手術を受けたものの腫瘍を切除できず，消化管閉塞を緩和するバイパス手術のみとなった。手術当日，主治医は山下さんに「腫瘍切除ができなかったので，一旦退院してから化学療法を開始します」と説明した。山下さんから病状や治療に関する質問はなく，翌朝を迎えた。

　手術室で一連の経過を見学した学生Yは，「今日，私は山下さんのそばでどんな話をしたらいいんでしょう？ 手術結果について話をしないのは不自然。でもこちらからも聴きづらい。山下さんはまだショックを受けていると思うし…」と悶々としていた。

　臨床指導者は，「スタッフ間では，山下さんの術後の通常の身体ケ

アをしながらタイミングをみて気持ちを聴いていこうと考えている。学生Yも看護師や指導者と一緒に離床や清拭，検査の付き添いなどを行いながら，そのときの山下さんの反応をみて，考えていったらどうか」と助言した。学生Yは相変わらず不安な表情で「それで，結局，私は山下さんにどうしたら…」と小さくつぶやいた。

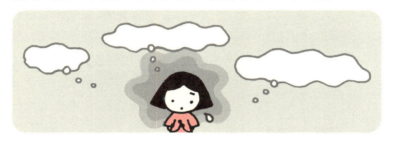

「聴けたんです！」

　術後１〜３日間，山下さんは離床が進み，食事摂取が始まった。山下さんが手術結果や今後の治療について話すことはなかった。学生Yは，「山下さんは日々の体調や食事のことなどは話します。ショックを受けている時期だと思うのですが，なぜか前向きで落ち着いた感じです。どう思っているか聴きたいけれど，どうやって切り出したらいいのかわからない」と日々悩んでいた。

　カンファレンスでの意見や指導者からの助言は，これまでと変わらなかった。術後４日目，主治医より山下さんと妻に経過と今後の治療について説明がなされた。医師のカルテには「本人・妻ともに理解力良好。質問なし」とのみ記載され，山下さんの詳しい様子がわからなかった。

　翌日，学生Yは，主治医から受けた説明内容について山下さんがどう受けとめているか，不安なことがあれば関わりたいと実習目標を立ててきた。臨床指導者が，Yに具体的にどうするのか尋ねると，「散歩に行きたいと言っていたので誘おうと思います。今，体調

はどうかということを聴く流れの中で,『先生からの説明はどうでしたか』と言ってみます。無言になったらどうしようかと思うけど」と少し不安な表情を浮かべた。臨床指導者は「Yさんのことは頼りにしていると山下さんが言ってたよ。何か困ったら,あとでスタッフと相談して返事しますと言えばいい」と声をかけた。

午後3時前,学生Yは「聴けたんです！」と頬を紅潮させて駆け寄ってきた。何が起こったのかは,以下のYの実習記録の通りである。

> 14時。散歩中,Aさんが「昨日,先生から,退院したら抗がん剤で治療するって言われたよ。手術がダメだったでしょ。最初はショックだったけど,自分のことよりも見舞いに来たお袋が落ち込まないように気を遣った。お袋より先に死ぬわけにはいかない。抗がん剤治療を頑張る」と話し出した。
>
> 病気の話を振ったわけではなかったのに,Aさんから話したので驚いた。私は何も言えず,私のほうが勇気づけられ,Aさんの強さを感じた。私は,術後のAさんがショックを受けていると思い込み,自分が落ち込んでいたのかもしれない。今回,思ってもいなかったAさんの思いを知ることができた。大部屋だったので,あまり話せなかったのかもしれないし,Aさんにとって話したいタイミングがあったのだと思った。

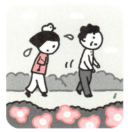
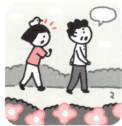
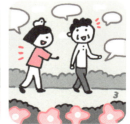

そのとき何が…？ 考えてみよう

「状況をみる」という実践的な力

　私たちは日常的に「状況をみる」と言いますが，この働きについて改めて考えてみたことがあるでしょうか？　学生にとっては，実習という現場でこそ形成されていく実践的な力です。

　「状況をみる」力とは，ベナーの「臨床的論証力」に近い概念です。ベナーは「臨床的論証力とは，事態が展開する状況のなかで，患者さんや家族の懸念や脈絡とともに，その臨床状況について論理的に考える能力である。そのケースの一時性を理解することもつねに要求される」[1]と述べています。ベナーの考えを参考にしながら「状況をみる」という働きについて考えてみると，そこには下記の特徴がみえてきます。

① 時間経過の中で連続的に起こり，刻々と変化する現象をとり扱っている。
② そのとき，その場で現れる現象の意味を理解する。
③ 現象の文脈の中に看護師が存在する。
④ 過去と現在，そして未来に向かってどうなっていくのかを見通しながら何をなすべきか考え行動する。

　山下さんの事例の一連の経過を振り返ってみると，術後の数日間，学生Yにとっては腫瘍を摘出できなかったという出来事の衝撃が強く，Yはそこにとどまり続けていたようです。一方山下さんは，手術結果に対するショックにとどまることなく，高齢の母親への対応のほうが気になり，母親のためにも抗がん剤治療に向き合おうという気力が生まれています。

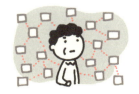

　山下さんが経験してきたこのような出

来事の意味は，術後にドレーンが抜け歩けるようになること，点滴の本数が減り食事がとれるようになるという手術からの回復を身体で感じてきたプロセスを通じ生じてきました。山下さんは入院前から身体の不調があり，術前検査や医師からの説明を経て，術後の今の状態にあります。山下さんが過去に経験してきたことの意味が土台となり，今があることはいうまでもありません。山下さんの中にあるいくつかの懸念が，時間・周囲の状況の変化という経過の中で移り変わっていることもわかります。その時どきにおいて山下さんがどのように出来事の意味をとらえているのか，山下さんの文脈の中に身を置いてとらえ，どのように声をかけたらよいか考え，実際に行動するということが「状況をみる」ことなのです。

学生に対して，「状況をみる」という助言をするとき，その意味の深さを考えさせられます。

患者さんに関心が向くきっかけになった，日常のケア

状況をみる力に深く関わるのが，現象に向けられる関心です。学生Yは最初，山下さんにどのように声をかけたらよいかという自分の対応への不安が強く，自分自身に関心が向いていました。

臨床指導者は，術後の山下さんの離床や清拭などに目を向けていくように助言し，学生Yと一緒に実施していますが，それによってYの関心が患者さんに向かうことになったと考えられます。腫瘍を摘出できなかったという出来事に対して落ち込んでいる山下さんにどのように声をかけたらよいか，不安な気持ちから離れることができないYでしたが，山下さんが着実に回復し喜びを得ている姿に触れることによって，山下さんの経験の文脈に身を置き，自ずと山下さんに関心が向かっていったと考えられます。

患者さんに関心が向かうきっかけは，抽象的な助言ではなく，臨床指導者がYとともにケアしたことでした。SCENE4（⇒p.28参照）

で，指導者が「患者さんの状況」に入り込むきっかけをつくることで学生 A が「患者さんに責任をもつ」ことを学んだように，「状況をみる力」について考えるとき，文脈や状況の中に学生が入り込むこと，患者さんへの関心は重要なキーワードです。

小さな引っかかり，異和が手掛かりになる

ベナーは臨床的論証力に必要なこととして，その思考過程において，「自分の立場や解釈の『制止』をいとわない態度」[2]を挙げています。これは，「当たり前だと思っている理解と推測を中断させる」[3]ことであり，固定観念をもたないで現象をみることです。

学生 Y は，山下さんが落ち込んでいるに違いないととらえていたために，術後の山下さんの母親への思いに気付くことはありませんでした。ただし，「ショックを受けている時期だと思う」のと同時に「なぜか前向きで落ち着いた感じ」ともとらえていました。学生が思い描いていた山下さんの様子と，現実の山下さんがどうも違うという感覚はあったのです。この学生の経験，感覚が重要ではないでしょうか。

ベナーはこのような現象について，「臨床家が急に制止された場合，臨床状況が臨床家を支配し，『やって来て私たちを見つけ』[3]るのだとガダマーの引用を用いて述べています。つまり，山下さんの落ち着いた前向きな様子のほうからやってきて，学生 Y を見つけていたのです。ところが，山下さんは落ち込んでいるはずという Y の固定観念が，それ以上山下さんのことをみようとさせなかったのです。

学生が実習中に書く記録は，先入見や固定観念に気付くためのツールとなります。実習の中で感じた小さな引っかかり，異和を手掛かりにして経過を振り返ることによって，状況を見通すこと，つまり「状況をみる」力をつけていくことができます。臨床指導者や教

員が，学生の実習記録から学生が経験した引っかかりに着目することは，「状況をみる」力の発展につながるのではないでしょうか。

学びのツボ　学生が患者さんとの関わりに感じる「引っかかり」を手掛かりにして，患者さんの状況の中に入り込み，そこに身を置いて現象をとらえることが「状況をみる」力につながる。固定観念は「状況をみる」ことを阻んでしまう。

　これまでの臨床経験を駆使し知識を動員しても，どのようにとらえ，解釈すればよいかわからないとき，何かに引っかかるけれども何なのかまではわからないとき，しっくりと患者像を描けないという経験を振り返ってみると，現実の患者さんや家族の状況，出来事のほうが，私たちの既存の知をもとにした解釈をはるかに超えていることがあります。

　指導者は，学生の「引っかかり体験」を手掛かりに，何が起きているのかを考えるために立ち止まるよう，促してみてはどうでしょうか。それが「状況をみる」力をつける第一歩になるかもれません。

【参考・引用文献】
1) Benner,P., Sutphen, M., Leonard,V., Day,L.（2010）／早野ZITO真佐子 訳（2011）：ベナーナースを育てる．p.66，医学書院．
2) 前掲書1），p.80．
3) 前掲書1），p.81．

SCENE 6 受け持ち患者さんが亡くなったとき，学生にどう関わりますか？

　看護基礎教育期間中に，受け持ち患者さんの死を経験する看護学生はどのくらいいるのでしょうか？ ある3年制看護専門学校では，成人看護学実習を行った学生96名のうち，16名が看取りを経験したと報告されています[1]。10歳代後半から20歳代の学生は身内の死を経験している人も少なく，人生で初めて出会う死が受け持ち患者さんの死となることもあります。死は，その人とともに過ごした時間，当たり前に流れていると思っていた時間を意識させられる経験です。患者さんの死を経験した学生に対する関わりのヒントは，学生がどのように患者さんとの時間を経験してきたかに眼を向けることにありそうです。次の場面をもとに考えてみましょう。

実習場面を見てみよう

学生 Gさん 2年生

患者 後藤さん 80歳代

臨床指導者

師長

洗髪の約束，その直後の急変

　実習3日目のこと。2年生のGは，受け持ち患者の後藤さんの洗髪をすると張り切っていた。後藤さんは80歳代後半の女性で，腎機能悪化のために入院していた。長年腎不全を患っていたが，透析導入は拒否し自宅療養をする方向で週末に退院予定だった。

　夜勤看護師からの申し送りによると，後藤さんはいつもの活気がなく「どこか変」だという。そこで洗髪は後藤さんの希望を確認してから実施することになった。学生Gが臨床指導者と病室に入り後

藤さんに声をかけると,「髪を洗ってくれるのを昨日から楽しみにしてたのよ。少しだるいけどお願いしたいわ」と言った。

　30分後, 病棟が急に慌ただしい雰囲気に包まれ, 緊迫した様子の医師や看護師が個室に救急カートを運び入れた。どうやら後藤さんの検温に訪室した看護師が, 呼吸停止状態となった後藤さんを発見したらしい。洗髪の準備に取りかかろうとしていた学生Gに臨床指導者が状況を伝えると, Gは今にも泣き出しそうだった。

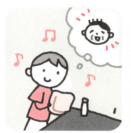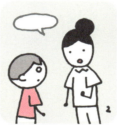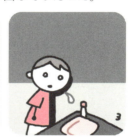

後藤さんが望んでいたこと

　その後, 学生Gは師長から, 後藤さんが亡くなったことを知らされた。実習グループの他の学生たちは, それぞれの患者さんのもとに出かけ, Gがカンファレンス室に残された。臨床指導者が, Gの様子を気遣うように「びっくりしたでしょ」と声をかけた。

　そして, 今から後藤さんの死後のケアの見学をするかどうか尋ねた。学生Gは急に我に返ったように「はい」と立ち上がった。教員が「大丈夫?」と声をかけたが,「みんな患者さんのケアをしているから私も…」と, 足早に臨床指導者について行った。

　学生Gは死後のケアと出棺に立ち会い, 終始硬く緊張した面持ちだった。出棺後, 師長がGに「ゆっくり休憩してらっしゃい。午後にお話しましょう」と声をかけた。

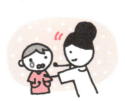

　休憩から戻ったGの目は真っ赤だった。

師長は後藤さんの電子カルテを開き,「急なことだったね」と次のように語った。後藤さんは数年来,腎不全を患い,近年は入退院を繰り返していたこと,自分は何もしないでいいと透析を断り,病状が悪化しても延命を望まないと言っていたこと,夫の死後25年間十分に好きに生きてきたこと,ぽっくり逝ければいいと笑いながら話したこと。病状説明を受けた息子は,「母らしい死に方で,苦しまないでぽっくり逝ってくれてよかった」と話していたこと。夜勤担当看護師は,悪化の兆候を見逃したのではないかと悔やんでいるが,死亡原因は大動脈解離のため,急変の予測は困難だったこと。

　そして,師長は次のように話を締めくくった。「亡くなるとき,後藤さんが苦しかったのはほんの少しの時間だったと思うわ。苦しいのが嫌いな人だったからそれは救いなのよ。昨日夕方に後藤さんの病室に行ったら,シャンプーが出しっぱなしだったの。片づけましょうかと声をかけたら,『学生さんがすぐにわかるように出したの』と洗髪を楽しみにしておられたのよ。あなたにそのことを伝えておこうと思ってね」。

　学生Gは師長の話を聞きながら,ひとしきり泣いた。そして,師長が「このあとは,少しゆっくりしなさいね。記録を読んだりして過ごしたらどうかしら。どう？」と言うと,Gは「なんで,こんなことになったんだろうって,どうしてだろうって,そればっかり思っていたけど,少し落ち着きました」と答えた。

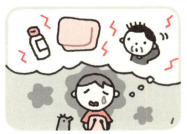 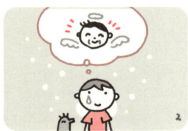

そのとき何が…？ 考えてみよう

誰も予測できなかった後藤さんの死

　後藤さんは，ここ数年，腎不全症状が悪化するたびに入退院を繰り返してきました。最近は，退院から再入院までの期間が短くなり，治療に対する反応も徐々に低下していました。慢性腎不全や慢性心不全などの慢性疾患によって療養生活を送る患者さんは，病状の悪化と回復を繰り返しながら徐々に健康レベルが低下していく経過をたどります。いわゆる終末期医療の開始を明確に区切ることは難しいのが現状です。突然死というような事態も珍しいことではありません。後藤さんの急変・死は，数年間後藤さんに関わってきたスタッフたちにとって，近い将来起こり得ることでした。しかし，それが「今朝」だとは誰も予測していませんでした。夜勤担当の看護師も急変の兆候を見逃していたのではないかと思い落ち込むくらい，急なことでした。

　後藤さんを受け持ち始めて3日の学生Gにとって，これはどのような出来事だったのでしょうか。数年間関わっていたスタッフでさえ，突然の出来事と受けとめられた後藤さんの死です。Gは，前日に後藤さんが洗髪を楽しみにしてくれており，朝には元気がなかったけれども，まさか洗髪の準備をしている間に亡くなるとは，考え及ばなかったに違いありません。10数分前に会話を交わし，部屋を訪問したらそこにいるのが当たり前だった光景が，一変してしまったのですから，何が起こっているのかのみ込むことすらできない，まさに「茫然自失」というような状況だったでしょう。

分断された出来事，つながらない時間

　何が起こったのかという事実を受けとめ，「のみ込む」ということ

は，どういうことなのでしょうか。それは，死を受け入れる／受け入れられないというような出来事の意味の受け取り方を云々する手前の問題です。

　学生Gの心持ちを想像してみましょう。死後の着替えのときにピクリとも動かない後藤さんを目の当たりにしていることは事実なのですが，昨日会話したときの楽しそうな後藤さんの姿や，朝の挨拶時に洗髪を楽しみだと言ってくれた後藤さんの声，それらの場面がどうしても現実とつながらないために，一連の出来事としてストーリーにならない，時間がつながっていかない感覚なのです。

　自分が経験したはずの事柄なのにストーリーとしてつながらない感覚，時が止まってしまい，出来事がバラバラで分断されてしまったかのようにも感じられているかもしれません。同じ実習グループの学生たちは，後藤さんの死後も，変わらずそれぞれの受け持ち患者さんに関わっているのに，自分だけがカンファレンス室に取り残され，この先，何をしたらよいのかもわからない状況でした。

　臨床指導者から後藤さんの死後のケアの見学に誘われたのはそのときでした。死後のケアとは何をすることなのかわからないけれど，このままカンファレンス室で1人じっと座っていることもできなかった学生Gは，後藤さんのもとに向かうことになったのです。

師長の語りがもたらした「新たな意味付け」

　後藤さんの突然死という出来事を学生Gがのみ込むきっかけとなったのが，師長の関わりでした。師長は，後藤さんの数年にわたる病気，入退院を繰り返してきた経過，延命のための透析治療は受けないという後藤さんの決意，スタッフも予測できなかった容態の急変，夜勤看護師の後悔，ぽっくり死にたいという後藤さんが望んでいた死に方に近い最期だったこと，Gに洗髪をしてもらえるという期待感を抱いたまま亡くなったことを語りました。

そこで学生Gは，自分が知らなかった後藤さんの病気の経過や治療に対する思い，生き方について知ることになりました。実習で受け持ちを開始してから3日間，自分が接していた中では知らないことばかりでした。しかし，そのどれもが，後藤さんとの会話の端々から感じていた「後藤さんらしさ」にぴったりだと思うことばかりでした。

　師長の語りは，受け入れがたい出来事を前にしたGにとって，後藤さんと自分との間にあった出来事をとらえ直すきっかけになりました。

　師長の語りが，「患者さんの突然死を防ぐことがいかに不可能だったか，その理由を論理的に説明し，学生が患者さんの死を受け入れやすくすることにつながった」という解釈もできます。しかし，ここで着目すべきは，病態を含む後藤さんの病いの物語，そこに関わってきた師長の物語を学生に語ることなのです。それによって学生は死によって分断されたように感じられた患者さんと過ごした時間，出来事を再びつなぎ合わせ，新たな意味付けをするきっかけを与えられたのです。

　「新しい自己理解や新しい知識がきっかけとなって人が過去を再解釈する」とき，「時間は物語を作り出す」[2)]ことがわかるといわれています。師長の語りによって，学生Gは自分が数日間のうちに断片的に見えていた後藤さんの姿と今日起こった突然の死を，一連の出来事としてつなぎ合わせ，後藤さんらしい最期であったのだという新たな物語として立て直すことができたのです。

> 学生にとって，受け持ち患者さんの死は受け入れがたい出来事である。臨床指導者や看護師が患者さんの物語を語ることで，学生はそこに自分が関わった意味を見つけ出し，死という出来事を受けとめることができるかもしれない。

Doing から始まる Knowing

患者さんが亡くなるという出来事は，臨床指導者や教員が患者さんの病態や経過からみると，「想定内の出来事」かもしれません。しかし多くの学生にとって，死そのものが人生で初めて経験する事柄です。学生は，それまで自明のこととして流れていた時間が分断されたような感覚を抱いたり，周りに流れる時間との違いを孤立感として受けとめることもあります。それはきっと，今までに考えたこともなかったような感覚でしょう。

　臨床指導者や看護師は，亡くなった患者さんにまつわる経験を学生に語ってください。学生は患者さんの長い人生の中のほんのわずかの時間でも，そこに自分が関わったことの意味を感じ，問い，死という受け入れがたい出来事を受けとめるきっかけをつかむはずです。

【参考・引用文献】
1) 名越恵美，細川つや子，林 由佳（2004）：受け持ち患者を看取った看護学生の学び．日本看護研究学会雑誌，27（2）：85-91.
2) Benner,P., Wrubel,J.（1989）／難波卓志 訳（1999）：ベナー／ルーベル 現象学的人間論と看護．p.72，医学書院．

SCENE 7

意識レベルが低下した患者さんに語りかけ，ケアする意味を伝えていますか？

　声をかけても視線すら合わない患者さんに関わることは，学生にとっては難しいことです。このような患者さんには，清拭や入浴介助，おむつ交換，体位変換，車椅子移乗などの介助が必要であり，実習もおのずと，それらの介助を行うための看護技術の指導に目が向けられがちです。

　ここでは，意識レベルが低下し，手足の動かない重度障害をもつ人を目の前にした学生が，臨床指導者や病棟スタッフの振る舞いに触れ，見て，自分も同じようにして患者さんの反応を確かめることを通して，患者さんが見えてくること，関わる実感を得ていく経験を取り上げます。

　看護教員〈私〉の視点から，次の場面を見てみましょう。

実習場面を見てみよう

学生 Jさん
3年生

患者 城島さん
60歳代

臨床指導者

看護教員〈私〉

握り返されなかった手

　受け持ち患者候補者の病名や治療方針，ADLなどの特徴が1〜2行で記された用紙を前に，学生たちは最も重症に見える城島さんを誰が受け持つのか決めかねていた。城島さんを希望する学生がいないのだ。

　城島さんは，自宅で倒れ，脳動脈瘤破裂のために手術を受け，3週間後の現在，意識レベルがほとんど回復せず右上下肢に麻痺があ

る。"ADL全介助""JCS Ⅲ 100 〜 Ⅱ 30"[注1]という文字が学生たちの不安を募らせている。誰も名乗り出ない中，しびれを切らした臨床指導者が「一緒にケアするから。心配ないから大丈夫」と言うと，「私，受け持ってもいいです」と学生Jの小さな声が聞こえた。Jは，6名のグループの学生の中では，控えめな印象の学生だった。

　臨床指導者の案内で城島さんの病室に行くと，学生Jはますます小さな声で挨拶した。臨床指導者は，反応を示さないだらりとした城島さんの手を持ち上げ，Jの手に重ねた。「今日はあまり反応がよくないけど，握り返してくれるときもあるのよ，ねっ，城島さん」。Jはぎこちなく握手したが，その手が握り返されることはなかった。

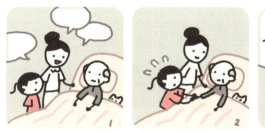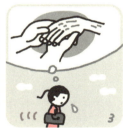

城島さんは，応えてくれる！

　翌日から学生Jは，臨床指導者やスタッフと，清拭，陰部洗浄，おむつ交換，体位変換を一緒にすることになった。Jは，実習記録にそのときの様子を次のように記している。

注1）JCSは，Japan Coma Scaleの略。意識障害の程度は「Ⅰ：刺激しないでも覚醒している状態」「Ⅱ：刺激すると覚醒し，刺激をやめると眠り込む状態」「Ⅲ：刺激しても覚醒しない状態」に分けられ，さらに3段階に分類される（3-3-9度方式）。文中のJCSⅢ100は「痛み刺激に対し，払いのけるような動作をする」，JCSⅡ30は「痛み刺激を加えつつ呼びかけを繰り返すとかろうじて開眼する」状態を示す。

> 「Bさん，今からお身体拭きますね」「横向きますよ」と臨床指導者がBさんに声をかけた。Bさんは何も反応しない。しかし，臨床指導者は「胸のあたり少し赤いところがあるね。痒くないですか？ ちょっと掻いたあとがあるわね。あとで先生に診てもらいましょうね」と次々にBさんに声をかけていく。Bさんは答えないのに，臨床指導者さんやスタッフはどんどん話しかけていた。反応がなくても，Bさんはしゃべれないだけで聞こえているから，話しかけるのだそうだ。そして「Bさん，手を握り返してください」と臨床指導者が麻痺していないほうの手をぎゅっと握った。「ほらっ，少し握り返してくれたでしょ」と私にも同じことをさせてくれた。

　1週間後，ベッドサイドに立つ学生Jは，実習初日と同じ人物とは思えなかった。「城島さん，血圧測らせてください。では左腕に血圧計を巻くので，腕を上げてください」と言い，「こうやってお願いすると，少し腕を持ち上げるようにビクッと動かそうとされるのです」と説明した。

　そして学生Jは，呼びかけに対する城島さん流の応答の仕方について説明してくれた。枕元に写真が飾ってある飼い猫の話をすると瞼がピクピクしたこと，他のスタッフの声には反応しなかったのにJが呼びかけると手を握り返してくれたこと。さらにJは，城島さんの病室の紙おむつ，口腔ケア用品などの場所を把握し，手際よく1人でケアの準備をできるまでになっていた。

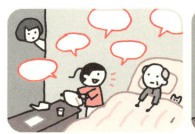
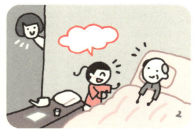

「ひょっとしたら，飽きちゃいました？」

　２週間後，城島さんは 10 分程度なら車椅子にも乗車できるようになった。車椅子に座り，学生 J とラウンジにいたときのことだった。いつもよりも早く城島さんの姿勢が右に傾いていた。その様子を見た臨床指導者は，ベッドに戻るか，姿勢を直してもう少し座っているか，J に判断を委ねた。すると J は，「城島さん，今日は疲れました？　ひょっとしたら飽きちゃいました？」と笑いながら城島さんに話しかけた。その場にいた病棟スタッフが「本当に疲れているときと飽きているときでは，傾き方が違うよね。今日は飽きてきたかな？」と話しつつ城島さんのほうを見ると，城島さんの瞼がピクリと動き，口元がニヤリとしたように見えた。「やっぱりそうだね。じゃあ，もう少し頑張りましょう！」と臨床指導者は城島さんの背中に枕を入れて姿勢を直した。

そのとき何が…？　考えてみよう

城島さんの手の重みに圧倒される

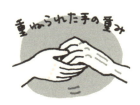

　学生 J は，臨床指導者や教員とともに城島さんのいる病室，ベッドサイドに立ったときから，"ADL 全介助""JCS Ⅲ 100〜Ⅱ 30"という文字が示す城島さんの病いの現

実に足を踏み入れることになりました。Jは城島さんの顔を覗き込むように近づくのですが，身体はベッドから数歩も離れ，こわばっていました。城島さんの手が自分の手に重ねられたとき，Jは初めて城島さんの身体に触れました。こわばる自分の手とは対照的に，だらりとした城島さんの手の重みは，城島さんのケアが自分に委ねられた重みとして感じられたかもしれません。城島さんの病を患う身体を前にしたとき，学生は不安，畏れとも恐れとも言いがたい感情を経験していたのではないでしょうか。目の前の城島さんの姿に圧倒され，「(手を)握り返してくれることもある」と言われても，その言葉は学生には届いていなかったでしょう。

応答する身体である城島さんを知る

　ところがその1週間後，学生Jは見違えるように城島さんに問いかけ，城島さんからの応答を楽しんでいるようにさえ見えました。その間に何があったのでしょうか。Jは，臨床指導者やスタッフが城島さんに語りかける姿，城島さんの手足のこわばりや柔らかさを確かめ，ケアに同意した城島さんの反応として受け取ったり，わずかな手の握り返し，身体を動かそうとする兆しをケアに協力的な城島さんとして受け取る場面に触れてきました。Jはこのような臨床指導者や病棟スタッフの振る舞いを見て，倣い，自分も同じようにやってみるようになりました。そしていつしか，重度障害者の城島さんは，問いかけに応答できる身体[注2)]である城島さんとして，見えてきたのです。

注2) 西村は，『交流する身体―〈ケア〉を捉えなおす』の中で，看護学生が動かぬ身体をもつ患者さんと出会い，次第に言葉，応答，さまざまな気持ちを感じとり，声が届いたという経験等をもっていることを記している。また，「もの言わぬ患者さんであっても，その場にいることをゆるしてもらえているのかさえわからぬ患者さんであっても，その場にとどまり続けるうちに接し方の手がかりを与えられることがあった。それがたった一度であっても。何かにつながれるように，そのそばに，物理的には隣でなくとも患者さんのことを気にかけ続けるという意味で傍らにとどまり続けようとするのである」[1)]とも述べている。

このような変化と同時に，学生Jは病棟のケア物品の場所や城島さんの病室の医療器具の配置，生活用品などの場所を把握し，城島さんが療養する場に馴染み，動けるようになっていました。スタッフにも声をかけ，質問することもできるようになっていました。城島さんが療養する病棟，病室という場や病棟スタッフが，Jにとっての馴染みの世界になっていったのです。このことは，城島さんのことが見えてきたというJの経験の過程と切り離せません。ロッカーの新しいおむつやパジャマの数が増えていることが，週末の家族の面会を意味することをJは知っていきました。城島さんのいる場の状況が示す意味を知ることが，城島さんが見えてくる経験でもあるのです。

　このような学生Jの変化は，臨床指導者やスタッフの振る舞いに触れ，見て，倣うことを繰り返し，申し送りや実習記録，カンファレンスなどを通じた意味の問い直しによって生まれてきたものです。

患者さんの姿が見えてくる経験

　さらにこの経験の面白いところは，学生J，臨床指導者やスタッフとの間で城島さんについての解釈，理解が共有されていることです。実習半ばになり，車椅子に座った城島さんの姿勢の傾きを見た臨床指導者，病棟スタッフ，Jが，城島さんが車椅子乗車に飽きてきて，ベッドに戻りたいと意思表示していると解釈したのです。その場に居合わせた看護教員である〈私〉には，姿勢が意味することの違いがまったくわかりませんでした。

　しかし，彼らには，城島さんの姿勢が異なるように浮かび上がって解釈されたのです。城島さんの姿勢の傾きを，車椅子乗車に飽きたのだろうと解釈し，もう少し乗車を続けようという判断が共有されていたのには驚きました。

　しかし，当然と言えば当然かもしれません。学生Jは病棟に毎日

身を置き，臨床指導者，病棟スタッフの振る舞いを見てともに行動し，城島さんからの反応を解釈し，意味付けるやりとりを繰り返してきたのですから。病棟スタッフとのカンファレンス，申し送り時になされるスタッフ同士の城島さんに関するやりとり，城島さんへの声かけなどのすべてが，「患者さんの姿が見えてくる」というJの経験を創っていたのです。

学生は，指導者や看護師の立ち居振る舞いを見て，倣うことで，言語化されにくいケアの価値を知ることができる。そして，その患者さんの療養する場に馴染んでいくことで，「患者さんの姿が見えてくる」経験をも成すことができる。

意識レベルが低下し，手足の動かない重度障害を負った城島さんの姿が見えてくるという経験が，学生Jにとって患者さんに関わることそのものであったと考えられます。このようなJの経験は，臨床指導者や病棟スタッフと，あらゆる場で城島さんのケアについて話し，一緒にケアをすることによって生まれ創造されたものです。

加えて，病棟スタッフが明確に言葉にしていないけれども，共通の基盤としてもつ意識障害のある患者さんへのまなざしが，学生の経験を創り出したことも忘れてはなりません。臨床指導者や病棟スタッフは，このような点に無自覚なことが多いかもしれません。実習中に学生は，良くも悪くも臨床指導者や病棟スタッフの間で言語化されていないケアの価値を，その立ち居振る舞いに触れ，見て，倣うのだということを心にとめておきたいものです。

【参考・引用文献】
1）西村ユミ（2007）：交流する身体―〈ケア〉を捉えなおす．p.65，日本放送出版協会．

COLUMN

布団がぐちゃぐちゃでも気にならない?!

　学生が患者さんを車椅子でリハビリ室や検査室などに移送したあと，空になったベッドの布団が乱雑に放置された光景を見かけます。患者さんが戻ってきたときにシーツや布団が乱れていると気分が悪いだろうし，戻ってくるまでにシーツをピンと張っておきたいと思いませんか？　昨日も注意したのに，学生は車椅子への移乗だけで精いっぱいで，帰室時の布団にまで気が回らないのは仕方ないのかも…と思っていました。しかし，理由はそれだけではなさそうです。

　看護技術を学ぶ前の1年生84名を対象に，日常の生活習慣を明らかにした調査[1]によると，『起床後，布団をたたんだり，ベッドを整えたりしていますか』の項目に対して，「必ずする」と回答した学生は18.3％で，「することが多い」20.7％，「あまりしない」28％，「まったくしない」がなんと32.9％でした。そのうち，同居する人のいる学生にいたっては，46.7％が「まったくしない」と回答したのです。「しない」理由として，32％が「習慣がない」からと答えました。この結果を合わせて考えてみると，学生たちの日常生活で習慣化していない行為については，看護技術として新たに身に付けなければ，自然にできることではないということになります。

　学生の習慣を変えるには時間がかかります。学生たちにとっては，誰かがやってくれると思って過ごしてきた約20年間だったのです。患者さんの布団やベッドも，「誰かが整えてくれるだろう」と思ってしまうのもうなずけます。

【参考・引用文献】
1) 倉井佳子，髙塚麻由，小山聡子，菅原真優美，佐藤信枝（2007）：看護系大学生の日常の生活習慣について―看護技術履修前の1年生の実態調査．新潟青陵大学紀要，7：247-256．

第**3**章

経験を通して「看護師」らしくなる

「看護師らしさ」って何でしょう。責任感をもった行動と習熟した技術を身に付けていること？　その場にふさわしい身だしなみや言葉遣いを選択できること？「看護師らしさ」を説明しようとすればするほど，言葉では伝え切れないものがあることに気付かされます。
患者さんと直に触れ合う実習での経験を通して初めて，学生は「看護師らしさ」を自分のこととして受け止めることができるのかもしれません。
例えばこんな SCENE から考えてみましょう。

> **SCENE 8**
> 学生の身だしなみ，注意すれば直りますか？
>
> **SCENE 9**
> ケアのやり直しは何回まで許されますか？
>
> **SCENE 10**
> 敬語は必ず使わなければならないのでしょうか？
>
> **SCENE 11**
> 学生が1人で介助する時機を，どのように判断しますか？

SCENE 8 学生の身だしなみ，注意すれば直りますか？

いつの時代も，年長者からは「最近の若い人は…」との憂いが聞かれるものです。医療現場も例外ではありません。髪を茶色く染めたり，自分の身繕いばかりに気を遣う学生に対し，「○○禁止」や身だしなみの見本を提示したりと，教員はあの手この手と身だしなみや態度についての対策に取り組んでいます。

看護学生は，実習ユニフォームを着用した途端，看護学生あるいは医療者としての役割を着せられます。つまり，周囲からは医療者の一員として振る舞うことを求められるのです。ところが，看護師としての態度や姿勢という漠然としたものを自身の内側に取り込み，外見にもわかるように示すのは簡単なことではありません。

多くの学生には，「T(時間)P(場所)O(状況)」をわきまえて判断するという抽象的な言い回しは通用しません。注意事項を増やすだけでは解決できないこの問題に取り組むためには，「患者や家族にとって医療者の言動がどのように受けとめられるのか」という視点を学生自身が生成するプロセスがカギになりそうです。次の場面から考えてみましょう。

実習場面を見てみよう

「病院にふさわしい服装」って？

学生Cは髪を明るい茶色に染め，マスカラと付けまつ毛を付け

ていた。オリエンテーションでは,「髪は黒く染め直すこと。茶髪は禁止」と注意を受け,「患者さんには高齢の方も多い。ふさわしい格好をしなさい」と言われたが,病院では茶髪の看護師を見たこともあったし,何が「ふさわしい」のか見当がつかなかった。そこで,教員から言われた通り髪を黒く染め直し,付けまつ毛ははずした。しかし,マスカラだけは譲れなかった。いつもの自分の顔でなくなってしまうような気がしたからだ。

実習場までの通学時に何を着て行けばふさわしいのかもわからず,同級生と相談し,就職活動のときに着用するような紺色のスーツを着ることにした。毎日スーツを着用するのは窮屈だった。

受け持ち患者は50歳代の男性,小宮さんに決まった。小宮さんは「若いのに大変な仕事を選んだんだね。厳しい道だろうけど頑張って」と協力的な人だった。

実習1週目の週末,学生Cは夕方から高校の同級生と久しぶりに会う約束をしていた。さすがにスーツ姿で会いたくなかったため,いつもの膝上丈のスカートで実習場に出かけた。夕方,私服に着替えて帰ろうとしたところ,教員の姿を見つけた。注意されないよう,逃げるようにそそくさと外に出た。

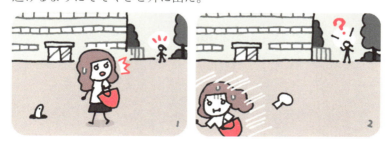

「顔色が悪いね,大丈夫?」

実習2週目に入り,学生Cはアセスメントや看護計画を進め,小宮さんの糖尿病の食事療法について取り組んだ。営業職の仕事や

生活スタイルを踏まえ，どのような情報を提供すればよいかを調べ，小宮さんに伝える予定だった。血糖値の測定方法，インスリンなどの薬剤，食品や献立のカロリーなど調べることは山積みで，連日課題が多かったが充実感もあった。一方でCの睡眠時間はだんだん減り，朝は通学時間ギリギリまで布団から出られなくなった。

ある朝，学生Cはとうとう寝過ごし，顔をじゃぶじゃぶと洗い，慌てて実習場に向かった。スッピンで人前に出るのは抵抗があったが，それどころではなかった。

小宮さんのベッドサイドに行くと，「今日は朝から顔色が悪いね。勉強も大変だよな。元気なさそうに見えたから気になってたんだよ。午後から家族が来て食事療法のことについて話したいって言ってるんだけど，大丈夫？ 無理しなくていいよ」と言われた。

学生Cは，小宮さんに気を遣わせてしまったことがショックだった。昼休みに，バッグに放りこんできたリップクリームを塗ると少し顔色がよくなったような気がした。教員から「お昼休みをとって元気になったみたいね」と声をかけられ，小宮さんとのやりとりを話した。

「小宮さんに心配をかけてしまうようでは信頼してもらえない。小宮さんに顔色が悪いねと声をかけられるまで，自分が患者さんから見られているという感覚はなかった。私たちが患者さんを見てアセスメントしているように，患者さんも私を見ている。考えてみれば当然ですよね。どんな学生なのか，この学生に任せて大丈夫なのかとか…」と一気に話すと，学生Cは少し気分がすっきりした。

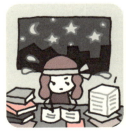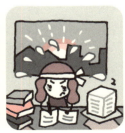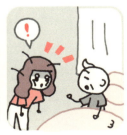

そのとき何が…？ 考えてみよう

実習への関心の高まりと，身だしなみの変化

　学内で過ごす学生たちは，思い思いの服装やメイクをして日々授業を受けています。自分らしい洋服や髪型が決まらないと，その日のスタートから憂うつになった経験は，誰にでもあるでしょう。

　身だしなみは，自分らしさを表現するものであると同時に，どこで誰に会うかなど，他者や場所など周囲の状況に合わせて，選択するものです。学生の実習の場合はどうでしょうか。「実習場に合った服装や髪型，身だしなみを整えなさい」と言われても，病院という場，病を患う人や家族の状況を想像できない学生にとっては，何を基準に考えればよいか難しいことなのです。無難にスーツを着用するという発想も理解できます。

　実習中盤，遅刻しそうになった学生Cは，素顔のまま実習場に来ました。睡眠時間が減少し，化粧や身だしなみにかける時間がなかったようですが，実習の経過とともに，学生が実習に没頭していく様子が伺われます。1日24時間，限られた時間の中で実習への関心が相対的に高まった結果，化粧や身だしなみへの関心が薄くなったことの現れといえるでしょう。学生の実習中の身だしなみの整え方やその変化は，学生の関心がどこに向いているかを知る手掛かりにもなります。

患者のまなざしから自分を見る

　援助を必要としている他者に関心を寄せるという経験をしつつあった学生Cは，実習目標にも変化が見られました。最初は，自分がやりたい看護技術を実習目標やスケジュールに挙げていました。しかし，それらは必ずしも小宮さんの希望や状況に沿ったものでは

ありませんでした。

　ところが次第に，小宮さんがどのようにしたいと思っているのか，小宮さんのスケジュールや意思を考慮し，ケア内容やスケジュールを組み立てるようになっていきました。

　10歳代から20歳代は自分らしさやアイデンティティを探し求め，自分に対する関心が最も高まる時期です。そのような時期に看護を志す学生は，看護という専門職の基盤となる他者への関心を育み，看護師として人々から期待される役割を内在化していくことを学んでいきます。看護専門職の役割を自分の中に形成していくプロセスの一端が，身だしなみや振る舞いとして現れているとも考えられます。

　他者への関心の高まりが，自分の身だしなみにかける時間の減少と連動するのが興味深い点です。では，ケアを必要とする人への関心が高まれば，自分の身だしなみは二の次でよいかというと，そうともいえないのです。ケアを求める患者さんのまなざしから援助者である自分を見たとき，自分の言動や態度がどのように映り，受けとめられるのかという視点は，看護に携わる者として不可欠です。

　学生Cは，受け持ち患者の小宮さんから気を遣われていたことに気が付きました。Cは，小宮さんのケアに没入するあまり小宮さんに遠慮させてしまっただけでなく，「顔色が悪い」と心配までさせてしまったのです。Cは，自分の言動や態度が，小宮さんに自分の意気込みや意図とは反対の方向に受け取られていたことにショックを受けました。

　学生Cはこの経験から，ケアは一方通行ではなく，「見る−見られる」という相互の関係性の中で成り立ち，看護師が患者を見るのと同時に患者も看護師を見ている，看護師は患者から見られる存在であることに気付きました。そして，「患者のまなざしから自分の振る舞いを見る」という，これまでになかった視座に気付かされたので

はないでしょうか。

　私たちは身だしなみや態度に限らず，実践を振り返るとき，自分たちの目線から評価をしがちです。しかし，重要なのは，その実践が「患者や家族からはどのように映っているのか」という視座なのです。

　身だしなみや態度に関する教育では，「患者や家族の目線に立ったときにどのように見えるか，何が求められるのか」と問う姿勢が大切です。

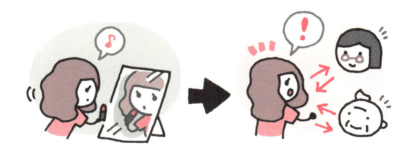

「病院にふさわしい身だしなみ」をイメージするのが難しい学生に，「○○禁止」などと具体的な禁止事項を列挙する対応には一定の効果がある。まずは，外的規制によって外見を整えることからスタートするのも1つの方法であろう。しかしその根底には，看護に携わる者としての役割を内在化していく過程と，患者や家族の視座からケアの相互性に気付くことが欠かせない。

　「他者の健康について直接責任を負っている」[1]使命を受けた仕事を選んだ学生たちが，なぜ口うるさく身だしなみの注意を受けるのか，その意味を知るには時間もかかります。でも，その意味をきち

んと伝えることが大切です。

　ややもすると形骸化した禁止事項は，いつしか指導者自身にもその意味を問う機会を失わせます。学生に小言を言うことに疲れてきたときが，指導者自身も身だしなみの意味を問い直す機会かもしれません。

【参考・引用文献】
1) Nightingale, F.（1954）／湯槇ます，薄井坦子，小玉香津子，田村 眞，小南吉彦 訳（2011）：看護覚え書―看護であること 看護でないこと（改訳第7版）．p.i．現代社．

SCENE 9 ケアのやり直しは何回まで許されますか？

実習では，学生は学内の講義や演習で学んだ知識や技術を，目の前の患者さんの状況に合わせて提供することを求められます。臨床指導者と教員は，学生の看護計画が患者さんにとって必要か，方法は適切かなどについて，学習状況と患者さんのニーズを図りながら調整していきます。

事前練習ではできていた手技が，患者さんの前でうまくいかないこともしばしばです。臨床指導者や教員は，そばでヒヤヒヤしながら見守ります。このような機会を通して，「患者さんは学習のための手段ではない」ことを学生が身をもって学ぶ経験にしていきたいものです。次の実習場面から考えてみましょう。

実習場面を見てみよう

学生 Sさん 3年生

患者 渡辺さん 50歳代

臨床指導者

看護教員

完璧だったリハーサル

内科病棟での実習も2週目に入った。糖尿病の渡辺さんを受け持つ学生Sは，昼食前ごとに血糖値測定を見学し，臨床指導者から「そろそろ自分でやってみない？ 学校でも習っているでしょ？」と促された。Sは「やっていいんですか?!」と返答した。臨床指導者は，「渡辺さんも了解してくれたら大丈夫。あなたは血糖値のこともよく勉強してきているから」とさらに促した。Sは「今日学校に戻ったら，友だちに患者役になってもらって練習してきます」と弾んだ

声で応えた。

　渡辺さんは「しっかり指導してんだから大丈夫だよ。やってもらって構わないよ」と学生Sの血糖値測定を快諾していた。Sは，放課後友だちを相手に練習し，手技も声かけも完璧だった。

緊張の中で始まった血糖値測定

　翌朝，学生Sが看護教員とともにベッドサイドに行くと，渡辺さんは開口一番，「早くやらないの？ 朝から待ってたよ」と待ち構えていたようだった。昼食前に実施させてほしいと伝えると，渡辺さんはいつもより緊張ぎみに頷いた。

　11時半頃，学生Sは臨床指導者とともにベッドサイドに向かった。渡辺さんは，ようやく来たかといわんばかりに，ベッドに座り，学生を待っていた。

　臨床指導者が渡辺さんの緊張している雰囲気を察して，「私がしっかり見てますから」と声をかけたが，渡辺さんも学生Sも無言だった。Sは，測定器具の準備，指の消毒，声かけ…すべて練習通り実施した。ところが，穿刺の深さが十分ではなく，必要な血液量が採取できなかった。渡辺さんはこわばった表情で指先を眺めていた。

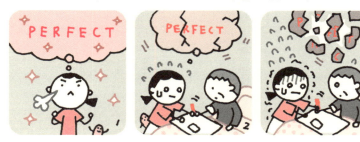

「できるまでやればいい」

　学生Sが不安な表情で顔を上げると，臨床指導者は「血液が足りないからもう1回ですね。渡辺さん，申し訳ありません。私が，別

の指で検査させていただいていいですか？」と尋ねた。

　渡辺さんは，「昨日学校でも練習してきたんだろう。やるって言ったんだから，できるまでやればいいんだから」と，やや強い口調で言った。学生Ｓが反射的に「すみません」と答えると，臨床指導者が「では申し訳ありませんが，もう１回，学生が行います」と言った。

　緊張した空気の中，２回目の穿刺が行われ，必要な血液を採取することができた。片づけを終え，学生Ｓが渡辺さんに「２回も刺してしまい，すみませんでした」と謝ると，渡辺さんはテレビを見ながら気恥ずかしそうに言った。

　「やるって決めたことは，ちゃんとやらなきゃダメだ。プロになるんだし，俺のためにやってくれていることはわかってるから，堂々とやればいい」。

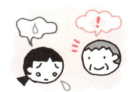

　学生Ｓは，ほっとした表情で，「次回は必ず１回でできるようにします」と力を込めて言った。

そのとき何が…？ 考えてみよう

想定外だった患者さんの緊張

　学生Ｓは，わからないことは自分で調べ，積極的に学習を進める学生でした。実習で看護技術を１人で実施することに尻込みする学生が多い傾向がある中，Ｓは「前回の実習では自立した患者さんだったから，血圧を測るくらいだった。今回は頑張りたい」と意欲的でした。事前練習にも一生懸命に取り組みました。

　しかし，渡辺さんと自分の緊張感が，指先を通してこんなにも伝わり合うとは思っていませんでした。渡辺さんは口では冗談を言っていましたが，いつもの温かい指先は冷たくなっていました。

　演習室でできた看護技術が，場所や状況，相手が変わることによっ

てできなくなってしまうのは，珍しいことではありません。学内の友だち同士で血糖値測定を上手にできても，臥床した患者さんのベッドサイドに立った途端に，その技術がまったく新しい技術のように思えるのです。ベッドの枕元のタオルや雑誌，長袖の下着，留置針，つらそうな患者さんの表情など，学生にとってはあらゆるものが"想定外"になり得ます。学内演習でも，できるだけ臨床の状況を想像して練習し，対応できるようにするのですが，状況を完全にコントロールすることはできません。

学生Sは，前日の練習では実習グループの学生に患者役になってもらい，実践さながらにセリフ入りの通し稽古をしていました。看護教員も「これだけ練習していれば事前準備としては大丈夫だろう」と考えていたのです。

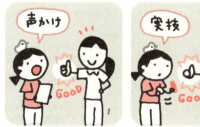
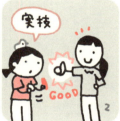
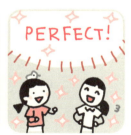

「患者さんの苦痛」と「学生の学びの機会」のバランス

学生が患者さんにケアを行うときの指導方法として，3つのパターンがあります。
① 学生が1人で実施する。
② 学生が1人で実施するのをそばで臨床指導者が見守る。
③ 学生と臨床指導者が一緒に実施する（この場合，臨床指導者がどの程度関わるかのグラデーションがある）。

学生の準備状況（学習状況のみならず緊張や不安など）と患者さんの状況（患者さんの同意，病状などからみたケアの難易度や苦痛状

況)に加え，臨床指導者や教員，スタッフの配置，時間的制約など，その時どきの状況によって，どのパターンで学生がケアを実施可能なのかが判断されます。患者さんの同意を得ることができ，学生の準備状況が整えば，臨床指導者や教員は学生が1人でケアを行うのを見守り，いつでも手助けできる状態を整えておきます。

血糖値測定の場面で，臨床指導者は当初，2回目は学生Sに実施させないと判断しました。この判断は，Sの手技によって必要以上に患者さんに苦痛を与えてはならないと考えたからです。患者さんの安全，つまり「Sの手技によって患者さんが必要以上に苦痛を被らないこと」と「臨床だからこそ学生が経験できる機会を逃さないこと」のバランスについて，臨床指導者や教員は判断を求められます。

誰のための技術か

臨床指導者が血糖値測定を学生Sと交代すると申し出たとき，渡辺さんが発した言葉は印象的です。学生実習を引き受けた患者としての心構え，一生懸命に患者のことを思って接するSに対する励ましや期待が込められていました。学生は患者に育てられていることを実感する一言です。渡辺さんは，学生の未熟さもひっくるめて看護を学ぶ学生のために患者として協力していること，学生をまるごと受け入れてくれていることが伝わってきます。

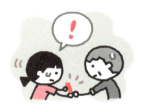

一方，学生Sはどうだったでしょうか？ 学校で学んだ看護技術を実施してみたいという気持ちが前面に出ていなかったでしょうか。患者さんのためにという思いよりも，前回の実習で経験できなかった看護技術を経験したいという気持ちが勝っていたのではないでしょうか。いつのまにか，学習の手段として患者さんを見ていたのではないでしょうか。

臨床指導者や教員は，学生が計画した看護ケアを実施するかどうかについて判断するとき，患者さんの同意や苦痛の程度を基準とするだけでは十分ではありません。看護を提供することが単なる学習のための手段になっていないか，自分たちのまなざしを問い直すことが大切です。看護を提供することが，学習のために手段化されてはなりません。技術の本来の目的は看護を提供すること，患者さんによりよい状態になってもらうことです。

学びのツボ　ケアのやり直しは，患者さんの安全性や安楽を根拠にした回数だけの問題ではない。患者さんは学習の手段ではないことに学生自身が気付くことが重要である。

　学生のケアがうまくいかなかったとき，やり直しは何回まで許されるでしょうか。繰り返し学生が看護ケアを行うかどうかの判断基準は，回数だけの問題ではありませんし，患者さんの苦痛や安全性の問題を検討するだけでも十分ではありません。実習，学習，看護の"手段"として患者さんを扱ってないかを問うことが重要です。

　その上で，学生が失敗した行為を再び実施することによって，看護の目的そのものである患者さんにどのような意味がもたらされるかについて，患者さんと学生，臨床指導者や教員がともに考え，結論を出すことです。「ケアすることは，自分の種々の欲求をみたすために，他人を単に利用するのとは正反対のことである」[1]のです。この言葉の意味について，実習場面を通して考える絶好の機会です。

【参考・引用文献】
1) Mayeroff, M.(1971)／田村 真, 向野宣之 訳(1993)：ケアの本質―生きることの意味. p.13, ゆみる出版.

SCENE 10 敬語は必ず使わなければならないのでしょうか？

　日本語にはいくつかの種類の敬語があり，言葉を交わす人々の親密さや上下関係，距離感などによって使い分けられています。看護学生が初めて医療現場に足を踏み入れ，看護師と患者さんとのやりとりを見学したとき，看護師が患者さんとの間で用いる言葉遣いや敬語に着目します。学生たちは「もっと丁寧な言葉で話しかけているかと思っていたけれど，意外にラフで驚いた」「看護師さんが，患者さんに"〜ですか"と言わないで"〜なの？"と友だちに話すみたいな感じで話していたのですが，いいのですか？」と，看護師の患者さんに対する予想外に気さくな言葉遣いに驚いているようです。

　学生や指導者が用いる言葉の中で，気になるのが，"○○してあげる""○○させていただく"という言い回しです。次の場面から考えてみましょう。

実習場面を見てみよう

学生 Oさん
3年生

患者 岡本さん
80歳代

臨床指導者

「まどろっこしいから，パパッとやって」

　岡本さんは，慢性腎不全のために入院している80歳代の男性。尿毒症症状が改善し，散歩ができるまでに回復，やがてシャワー浴が許可された。岡本さんを受け持つ学生Oは，臨床指導者からこう言われた。「岡本さんは，ずっとお風呂に入れてなかったね。これからは清潔のケアをしてあげて」。

学生Oが岡本さんに「午後2時からシャワー室の予約が取れましたので，お手伝いさせていただきます」と伝えると，岡本さんは「ありがたいなぁ」と嬉しそうだった。

　臨床指導者は，「じゃあ，上から脱いでいこうか」と学生Oに向かって言い，岡本さんのパジャマの上着のボタンを手早くはずし袖を抜いた。臨床指導者が岡本さんに向かって「ズボンを脱いで，一旦立ち上がるよ。おむつも一緒に下ろして…」とズボンとおむつを一気に引き下ろした。

　岡本さんが下半身露わになったままつかまり立ちになると，臨床指導者が手早くタオルを下腹部に掛けた。岡本さんはタオルで股間を隠し，ゆっくりとシャワー椅子に腰かけた。岡本さんは，股間のタオルを絞り，石鹸を付けると首筋から腕，脇の下，胸，腹，大腿部と長年馴染んだ手順と洗い方でゴシゴシ洗っていった。

　「前のほうは，岡本さんに自分でやってもらって，背中とか届かないところは，学生さんに洗ってもらおうかな」と臨床指導者が促すと，Oは「お背中を洗わせていただきます」と緊張ぎみに洗い始めた。

　「昨日夜中に背中に痒みがあったんだよね。学生さん，見てあげて。…えっと…ここかな？ 大丈夫だね。岡本さん，背中大丈夫だよ，足元は学生さんに洗ってもらおうか。Oさん洗ってあげて」と言った。

　Oは「指の間を擦らせていただきます」「痛いですか」と岡本さんに

一つひとつ確認しながら進めた。すると，岡本さんは「まどろっこしいからはっきりしゃべって，パパッとやってよ。こちらの看護師さんみたくさぁ〜。気楽にしゃべってくれたほうがいい。そんなにかしこまっていたら俺のほうが緊張するからさ〜」としびれを切らしたように話した。

「です」「ます」を省略するのは"失礼"？

　カンファレンスのとき，学生Oは「患者さんにはきちんと敬語を使って話さないといけないと思うのですが，岡本さんの場合はどうしたらいいのか…」と発言した。

　学生たちは次のような意見を交わした。「高齢の患者さんに，なれなれしく話す看護師さんが多いけど，患者さんはどう思っているのでしょう？」「私の受け持ち患者さんは耳が遠いから，『…ですか』とか語尾が長いと聞き取れないみたいで，いつも聞き返されます。看護師さんに相談したら，短くはっきりと話したほうがいいと言われました。食事介助のときも『次，お茶？』と，『ですか』を省略すると失礼かなと思いながら話しかけています。でもそのほうが患者さんにはよく聞こえていて，返事がちゃんと返ってきます」「私の受け持ち患者さんは構音障害があるので，何を言いたいのか聞き取ろうと夢中になっていると，つい単語で『トイレ？』『痛い？』とか話しかけてしまいます。患者さんが言いたいことをわかってあげられないのがつらいです」「患者さんが私に対して『です，ます』で話されるから，私もそうしています」…。

　カンファレンス終了時に学生司会者からコメントを求められた臨床指導者は，次のように話した。

　「一概に気軽な言葉遣いがダメとは言えません。岡本さんは入退院を繰り返していて私たちとの付き合いも長いから，親しみをこめて話してくる。カンファレンスで出た意見にもあったように，語尾

3　経験を通して「看護師」らしくなる

に『です，ます』を付けることで，かえってメッセージが伝わらないこともある。丁寧な言葉を使うことは大事だけれど，行動や態度が伴っていないと。目の前の患者さんに何をやってあげることができるのか，それを考えることが大事だと思います」と締めくくった。

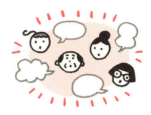

そのとき何が…？ 考えてみよう

"○○させていただく"に含まれる補完的関係

　まず，学生Oが用いていた「させていただきます」という言い回しについて考えてみましょう。文化庁『敬語の指針』では，「『(お・ご)……(さ)せていただく』といった敬語の形式は，基本的には，自分側が行うことを，ア）相手側又は第三者の許可を受けて行い，イ）そのことで恩恵を受けるという事実や気持ちのある場合に使われる」[1]と解説されています。

　学生Oは，自分が岡本さんの身体を洗うことについて，岡本さんと臨床指導者の許可を受けて行うという意味，岡本さんを敬う気持ちを込めて「お背中を洗わせていただきます」と言ったと解釈できます。「イ）そのことで恩恵を受けるという事実や気持ち」についてはどうでしょうか。「そのこと」とは，「学生Oが岡本さんの背中や足を洗うこと」です。学生は学内で練習した看護技術を実際の患者さんに実施する機会を得るという恩恵を受けます。看護学生の場合，看護師になるためのトレーニングのために患者さんの協力を得るという恩恵です。

　では，看護師の場合，患者のケアを行うことによって受ける恩恵とは何でしょうか？　それは，患者の存在そのものです。というのは，

看護師はどんなに優れた技や知識をもっていても，それらは看護を必要とする人が存在しなければ成り立たない行為だからです。患者が看護師を必要とするように，看護師が看護をするためには患者を必要とします。患者の存在なくしては成り立たない看護師と患者の補完的関係が，"○○させていただく"という言葉に含まれるのではないでしょうか。

他者志向を意味する"○○してあげる"

次に注目したいのは，臨床指導者の「洗ってあげる」「洗ってもらう」，学生の「わかってあげられないのがつらい」と言った中の"○○してあげる""○○してもらう"についてです。この2つの言葉遣いの共通点は，「その動作によって〔恩恵〕を受ける人（あるいは動物・植物）が存在することが前提」となる点です[2]。"○○してもらう"という言い回しには，自分ではできないことを他者に依頼し，利益を受けるという意味があります。"○○させていただく"と比較すると"○○してあげる""○○してもらう"には，相手の許可を受けて行うという意味よりも，自立した者が脆弱性の高い人を守り授けるという意味が強く感じられます。

また"○○してあげたい"には，脆弱な立場にある他者のために何かできることをしたいという志向性が含まれるのではないでしょうか。「わかってあげられないのがつらい」とカンファレンスで発言していた学生には，援助を必要とする人に何かしたいという他者志向性が現れているのではないでしょうか。

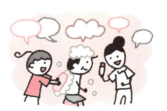

敬語は固定されたものではなく，相対的なもの

さて，岡本さんが求めていたのは，丁寧な言葉遣いで一つひとつケアの方法を確認する看護師ではありませんでした。岡本さんが求めていたのは，何も言わなくても，いつものやり方，あうんの呼吸で「パパッとやってくれ」る看護師で，気楽な口調の応対を望んでいました。

臨床指導者がカンファレンスの最後で述べたように，看護師の言葉遣いは，患者さんとの関係性や「何を伝えたいのか」が大切です。そのときの非言語的な態度や行動，まなざしが，言葉遣い以上のメッセージを患者さんに伝えているのです。冷やかな態度で敬語を使う人から，尊重されているというメッセージを受け取る人はいないはずです。

「現代社会は，基本的に平等な人格を互いに認め合う社会である。敬語も固定的・絶対的なものとしてではなく，人と人とが相互に尊重し合う人間関係を反映した相互的・相対的なものとして定着してきている」[3]といわれています。看護師が用いる"〇〇させていただく""〇〇してあげる"という言葉は，日本の一般社会の中で用いられる敬語としての意味に加え，看護師と患者さんの補完的で他者志向性が含まれる関係性の中で，言葉が行為とともに意味を帯びる相対的なものであると改めて考えさせられます。

> "〇〇させていただく"という敬語や，「です，ます」を省略した"ラフ"な言葉遣いだけを取り出して，その善し悪しを考えても意味はない。そのときの患者さんとの関係性や，前後の文脈，さらにはその言葉を発する側の態度やまなざしを含めて，その言葉遣いの妥当性を考えてみよう。

最後に，冒頭に示した，学生の疑問に戻りましょう。

Q：看護師さんが，患者さんに"〜ですか"と言わないで"〜なの？"と友だちに話すみたいな感じで話していたのですが，いいのですか？

A：正解はありません。患者さんはどのような表情で看護師と会話していましたか？ 患者さんは看護師からどのようなメッセージを受け取っていましたか？ 言葉遣いだけを取り出して善し悪しを判断するのではなく，看護師と患者さんの関係性を踏まえて相対的に考えましょう。

【参考・引用文献】
1) 文化庁：敬語の指針．p.40．文化審議会答申．平成19年2月．
   http://www.bunka.go.jp/seisaku/bunkashingikai/kokugo/hokoku/pdf/keigo_tosin.pdf（2017年11月14日アクセス）
2) NHK放送文化研究所：最近気になる放送用語「〜してあげる」？
   http://www.nhk.or.jp/bunken/summary/kotoba/term/150.html（2017年11月14日 アクセス）
3) 前掲書1)．p.6．

SCENE 11 学生が1人で介助する時機を,どのように判断しますか？

　実習中にヒヤリ・ハットが起こりやすい技術の1つに，移動動作の介助があります。学生は安全に実施できるまでの間，臨床指導者やスタッフと一緒に介助します。患者さんの安全が第一であるため，学生が単独で援助行為を行うことは少なくなってきました。しかし学生の立場からすると，何をするにも臨床指導者や教員を呼ばなければならず，患者さんを待たせることに罪悪感を抱いたり，患者さんに促され指導者のいないところで実施してしまうこともあります。

　学生の看護技術がどのような段階に達したら，技術を単独で実施してよいといえるのでしょうか？　臨床指導者や教員は，どのような点から判断しているのでしょうか？

　看護技術の習得過程の学生の経験を紐解き，ヒヤリ・ハットへの対応について考えてみましょう。

実習場面を見てみよう

学生 Pさん
4年生

患者 島谷さん
50歳代

臨床指導者

見学者から「頼りになる存在」に

　男子学生Pの受け持ち患者島谷さんは，小柄な50歳代の男性だった。自己免疫疾患によって全身の筋力が低下していたが，治療によって少しずつ回復し，支えがあれば立位になって車椅子に移れるようになっていた。Pは理学療法士から助言を受け，ベッド上でできる

運動や日常生活動作の中で筋力をつける工夫について看護計画を立てた。

学生Pは「昨日よりも足に力が入るようになっていますよ」「今日は足が前に出てきましたね」など，島谷さん自身が気付いていない日々の変化を伝え，励まし，身の回りの介助を行った。最初，Pは車椅子移乗の介助を見学していたが，次第にスタッフが介助し，Pは患者さんの腰臀部を後ろから支えるようになり，やがて学生とスタッフの役割が逆転していった。島谷さんにとって，身の回りのことを気兼ねなく頼めるPは，自分の息子と同じ年頃ということもあり，頼りになる存在だった。

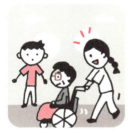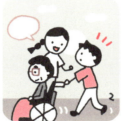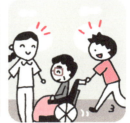

「P君1人でも大丈夫だね」

学生Pは，最初，ベッドの足元からスタッフの移乗介助場面を遠目に見学していただけだったが，徐々に患者さんの靴を揃えたり，車椅子を準備するようになった。オーバーベッドテーブルをベッドにぶつけてコップが落ちそうになったり，靴が見つからずにベッドの周りをウロウロしたり，膝掛けを忘れ廊下を行ったり来たりと，決してスムーズとはいえない様子だった。

しかし，学生Pの動線は日ごとに短縮されていった。布団を足元に畳み，車椅子を設置しやすいようにオーバーテーブルを動かし，ベッドの下から靴を取り出すといった具合に，動きに流れやリズムが感じられるようになっていった。

島谷さんが起き上がる際も、島谷さんがリモコンでベッドの頭側を挙げると、学生Pは頃合いを見て両足をベッドサイドに下ろすという流れで、スムーズに端座位姿勢になることができた。島谷さんからの「だいぶ慣れてきたね。P君1人でも大丈夫だね」という言葉がきっかけとなり、学生は臨床指導者の見守りのもとで車椅子移乗も行うことになった。

「気が付いたら動いていた」学生の身体

　ある日、リハビリテーション室での訓練を終え、学生Pと患者さんが病棟に戻ってくる姿が見えた。臨床指導者が病室に向かうと、仕切られたカーテンの中で、「ありがとう。そのペットボトルはこっちに置いておいて」と話し声が聞こえた。カーテンを開けると、島谷さんはすでにベッドに臥床していた。「もう移ったんですか…」と尋ねると、学生は「はい」とためらいなく応え、島谷さんも「P君はうまいもんだよ」と笑顔だった。

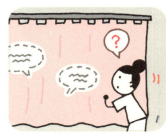
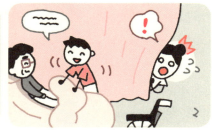

　臨床指導者が、病室を出た学生Pに「1人で介助したの？」と状況を聞くと、Pは我に返ったような表情で、「病室に戻って、島谷さんが立ち上がろうとしたので介助しました。あまりにも咄嗟のことで。でも、自然に自分の身体が動いていたんです」と、そのときの状況をたどるように話した。

　臨床指導者は、島谷さんがようやく動けるようになってきたのに、

今この段階で転倒したり怪我をしてしまったら，振り出しに戻ってしまうこと，安全に実施するために次回からは必ず臨床指導者に声をかけ，見守りのもとで車椅子移乗を実施するようにと，学生Pに注意した。また，島谷さんにも同じことを説明し，学生1人のときには，スタッフが来るまで待ってもらうように伝えた。

そのとき何が…？ 考えてみよう

「ぎこちない動作」から「流れるような動き」へ

学生Pは車椅子移乗介助に慣れないとき，オーバーベッドテーブルを少し動かすとすぐに手を引っ込めて，車椅子をずらし，再びオーバーテーブルを動かすなど，一見すると無駄でバラバラな小さな動きを繰り返しているように見えました。その後，介助回数を重ねるにつれて，学生なりの手順，物品の配置などが形づくられていきました。

ところが，トイレで車椅子の設置場所が左右逆になった場面では，学生の動作が止まり，手順が狂い，再びぎこちない動きになりました。そして，繰り返しトイレでの移乗介助を経験するうちに，「ベッド↔車椅子」「車椅子↔トイレ（便座）」の移乗は，流れるような動きになっていきました。

車椅子移乗介助は，いくつかの行為から構成されています。つまり，①ベッド周りの物品を移動し車椅子を設置できる場所をつくる，②車椅子を設置する，③患者さんを端座位にする，④立位にする，⑤車椅子に座ってもらう…という下位レベルの行為がつながって，最終目的とする車椅子移乗が完成します。一つひとつの行為の順序が前後したり，行為と行為のつなぎ目で立ち止まったりすると，ぎこちない動作になるのはもちろんのこと，介助を受ける患者さんにとっても，端座位や立位姿勢の時間が長くなり姿勢が崩れ危険性も

高まります。一つひとつの行為が切れ目なく連続し，らせんのように連鎖することによって初めて，滑らかで安定した介助動作となります。学生は，行為と行為のつなぎ目で動作が停止したり，試行錯誤するような振る舞いをしますが，これは看護技術の習得過程では必ず見られる現象です。

【ぎこちない動作】

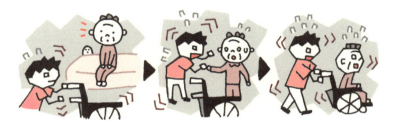

【流れるような動き】

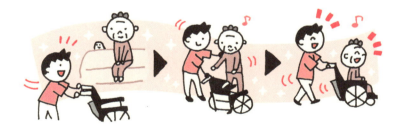

「今の行為」と「次の行為」のつなぎ目をうまく連鎖させる

　このような「行為と行為のつなぎ目にみられる淀み」は，私たちの日常行為にも観察され，「マイクロ・スリップ」あるいは「行為の淀み」とよばれています。例えば，机の上にある物の硬さがわからないときに，それを掴もうと手を伸ばす場面を考えてみましょう。私たちは，物体の硬さを知覚すると一瞬手を近づけるスピードを落とし，

手を止めたり，引っこめたりして物の配置や性質を探り，その物体を掴むためにふさわしい指の形を作ります。経験したことのない物体を触るとき，マイクロ・スリップは増加します(⇒p.86 参照)。

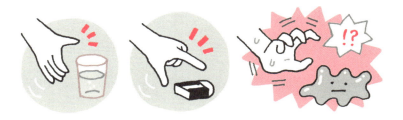

　看護学生が看護技術を習得する過程を考えてみましょう。マイクロ・スリップが減少すると動作がスムーズになります。人は同じ状況下で行為を繰り返すと，周囲の環境を予測し，対処するようになるからです。しかし，どれだけ熟練してもマイクロ・スリップがなくなることはありません。熟練した看護師が車椅子移乗を行う場合であっても，その時どきの患者さんの座り方や位置によっては，繰り返し車椅子を動かし位置どりを確かめることがあります。マイクロ・スリップは，行為と行為のつなぎ目に見られ，次の行為がうまく連鎖するように，周囲の状況や環境を読みとり，適応するための探索行為なのです。

　車椅子移乗介助を反復することによって，学生Ｐのマイクロ・スリップは減少していきました。しかし，患者さんの筋力は日々変化し，介助する状況も一定ではありません。実習で看護技術を学ぶことの意味は，状況の特性を探索しながら，状況に即した行為を組み立てていくことにあるといえます。

学生が1人で介助する時機の判断

　学生Ｐは車椅子移乗介助を繰り返す過程で，その日の患者さん

の調子によって支える手の位置や力加減が変わること，車椅子の機種によって自分の足の位置や安定感が異なることなどを繰り返し経験していました。次第に，場所や場面が変わったときや，患者さんの足が前に出ないときなども，安定した介助ができるようになっていきました。この段階になると，Pは車椅子移乗を構成する一つひとつの行為のつなぎ目を意識することなく，考えなくても身体が次の動作を知っているかのような感覚になっていきます。

学生Pは，リハビリテーション帰りに単独で患者さんの車椅子移乗を行ったとき，患者さんが立ち上がる気配を察知し，自然に介助していたと言っていました。これまでPは，車椅子のブレーキをかけ，足台を挙げ，そこから島谷さんが立位になる…という順序で介助していたのですが，足台を挙げる前に島谷さんが立ち上がろうとしました。予想外の状況変化に対し，Pはこれまでの順序に固執することなく対応することができました。Pが介助を反復する過程で探索行為を繰り返した成果です。

学生Pは単独で島谷さんの車椅子移乗を介助する許可を得ておらず，転倒のリスクは高かったかもしれません。しかし，Pの対応力は褒めるべきです。臨床指導者は，島谷さんの移動介助の場合に起こり得る状況変化のバリエーションを事前にPとともにシミュレーションし，もしもPが単独で車椅子介助を実施せざるを得ないときに，どのようにすれば安全に実施可能なのかを確認しておく必要があったでしょう。

学生が単独で看護技術を実施できるかどうかを判断するときに，臨床指導者は次の2点を手掛かりとすることができます。

1つ目は，看護技術の行為全体としての調和や淀みの程度です。学生の動作に淀みが少なく，全体としてぎこちなさがないことです。2つ目は，状況が変化したときに，「切り替えが可能」で「資源を利用し」「機動性がある」かどうかです[1]。つまり，患者さんや周囲の環

境条件が異なったときに，学生がその場で代替できる方法や資源を使って，状況に応じて，とっさに切り替える力があるかどうかです。

学生が看護技術を習得する過程では，行為と行為の間で立ち止まるなどの「ぎこちない動作」が見られる。しかし反復練習により，状況を読みとり，その場面に適応した「流れるような動き」ができるようになる。指導者はこの過程を後押しするとともに，学生が単独で技術を行う時機を見極める必要がある。

　看護技術の習得には，一定の反復練習が必要です。「練習の本質と目的は，動作を向上させること，すなわち動作を変化させること」であり，「正しい練習とは反復なき反復」です。つまり，同じ動作を繰り返すのではなく，うまくいかなかった点に対する解決法を変化させ，改善することです[2]。

　学生の看護技術力を高めるために，指導者は学生のリフレクションを促し，うまくいった点や改善点を振り返り，工夫しながら反復練習するよう助言すること，状況判断と対応のバリエーションを広げるような質問をすることが効果的です。それは，学生が自分の能力を評価し，指導者に支援を求めることにもつながります。

　「指導者を呼びなさい」「1人でやってはいけません」と禁止するばかりでは，学生の技術力はそこにとどまったままです。

【参考・引用文献】
1) Bernshtein,N.A.（1996）／佐々木正人 監訳，工藤和俊 訳（2003）：デクステリティ―巧みさとその発達．p.187．金子書房．
2) 前掲書1），p.253．

COLUMN

実習室でできていた技術が実習場でできないのはなぜ？
―マイクロ・スリップから読み解く

　実習室で練習を積んだ学生が，いざ患者さんの病室で採血を行おうとした途端，スムーズだった動作がぎこちなくなってしまうことはよくあることです。患者さんを目の前にした緊張感が影響していることは間違いありませんが，マイクロ・スリップの増加という観点からも説明できます。マイクロ・スリップとは行為の淀みを指し，「いろいろなものがある複雑な環境はマイクロ・スリップの数を増やし，その性質に影響する」[1]といわれています。

　病室の環境は，何がどのように複雑なのでしょうか？　実習室のオーバーベッドテーブルの上には何もなく，採血物品を自由に並べることができたのに，病室では患者さんの湯飲みや雑誌，内服薬，メモ帳…いろいろな物がところ狭しと並んでいます。テーブル上の物品の多さ＝複雑さによって，学生は手の動きが止まったり，目標とする行為の前にいろいろなものに触ってみたり，ぎこちない動きを繰り返します。

　マイクロ・スリップは，一定の条件，同じ環境のもとで行為を繰り返すと減少していくのですが，複雑な条件に置かれた途端に，同じ行為であっても，躊躇する動作が増すことがわかっています[2]。

　筆者が，採血物品の配置など，採血時の環境条件の変化が行為の淀みにつながることを学生たちに意識してもらうためにしていることがあります。学生たちにデモンストレーションを見せながら，使用する物品がどのように配置されているか描いてもらい，なぜその配置なのかを考えるよう促すのです。

　例えば，アルコール綿，試験管立て，針捨て容器などをワゴンやテーブルのどこに置くのか，なぜその位置なのかを質問します。学生たちは，最初はよくわからないようですが，実際に自分で採血し

てみると，右手で採血ホルダーを把持し，採血針を刺入した状態で試験管を取りホルダーに差し込むためには，左側に試験管があったほうが左手の動線が短く右に交叉せずに済むことを発見します。

学生たちは，思い思いの場所に物品を置き，手技を練習し，試行錯誤する中で，自分で物品の場所をアレンジし，物品配置の必然性に気付くのです。物品配置の工夫は，看護師のマイクロ・スリップを減らし，よりスムーズな動きを創り出すためには不可欠です。

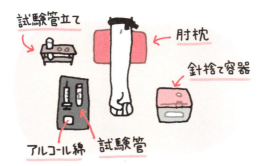

【引用・参考文献】
1) 佐々木正人（2005）：ダーウィン的方法―運動からアフォーダンスへ．p.88，岩波書店．
2) 前掲書1），pp.85-89．

マイクロ・スリップに関してさらに詳しく知りたい方は，下記の文献をご覧ください．
・佐々木正人（1996）：知性はどこに生まれるか―ダーウィンとアフォーダンス．講談社．
・後藤 武，佐々木正人，深澤直人（2004）：デザインの生態学―新しいデザインの教科書．東京書籍．

第 **4** 章

看護の価値・意味を発見する

実習中の出来事の中で，学生の気持ちは右へ左へと揺さぶられます。患者さんの苦痛を直視できずに逃げ出したくなったり，誰かの一言に落ち込んだり，自分のちょっとした行動が治療方針にまで影響を与えることに驚いたり…。

実習での出来事を，学生が自分自身を知り，看護の価値や意味に触れる機会にできるかどうかは，教員や指導者側の関わり方にかかっています。

例えばこんな SCENE から考えてみましょう。

SCENE 12
患者さんの苦痛に向き合う意味を，伝えることができますか？

SCENE 13
"ちょっとしたこと"の意味を見逃していませんか？

SCENE 14
実習でしかできない「責任を負う経験」，大切にしていますか？

SCENE 15
学生が「自分を知る経験」ができるよう，関わっていますか？

SCENE 12 患者さんの苦痛に向き合う意味を，伝えることができますか？

　「災害支援を行う医療者の姿を見て，自分も人の役に立つ仕事をしてみたいと思った」「小さい頃に入院したとき，優しかった看護師さんに憧れた」など，学生たちが看護師になりたいと思うきっかけの1つが，他者の役に立つ仕事への尊敬や憧れです。

　一般的に看護は，人々や社会に幸福をもたらし，感謝される仕事であるというイメージをもたれています。その陰で，目を覆いたくなるような苦しみや痛みを目の当たりにする職業であることについて言及されることは多くありません。

　次のSCENEは，痛みを伴う処置を受ける患者さんを前に，病室にとどまる苦しさを経験した学生の事例です。苦しそうな患者さんを見るのがつらい，顔をゆがめる患者さんを冷静にケアすることができるのか…。不安や無力感，複雑な感情を抱く学生に対して，どのように関わればよいのでしょうか。

実習場面を見てみよう

学生 Dさん
1年生

患者 林さん
50歳代

臨床指導者

えぐれた皮膚，傷口に触れる綿球…私には無理！

　学生Dは1年生。初めての実習だった。林さんは，長年路上に停めた車で生活していたが，体調を崩して動けなくなった。しばらく姿を見ないと心配した仲間が車中で排泄物にまみれた林さんを発見し，救急車を呼んだという。

学生Dが挨拶にいくと，林さんはにこやかに「こちらこそ，よろしくお願いします」と言った。真っ白な布団を肩まですっぽりかぶり，日焼けした顔にやけに目が大きかった。

　翌日の清拭時，側臥位になった林さんの寝衣がとられた途端，学生Dは思わず息をのんだ。カルテの"全身にわたる褥瘡"という記載を目にしてはいたが，これほどのものとは思わなかったからだ。後頭部，両肩から肩甲骨部，肘関節，仙骨部，腸骨部，踵部，踝部，教科書で見たあらゆる褥瘡好発部位が，薄白〜ピンク色になり，中心部が深くえぐれていた。

　学生は思わず目をそらし，医師と看護師が傷口を洗浄するのを直視できなかった。鑷子の先の綿球が傷に触れるたび，林さんの身体がピクン，ピクンと動く。学生が立っている場所から林さんの表情は見えなかったが，洗浄のたびに縮まる背中，ベッド柵を硬く掴む姿が痛々しく思えた。臨床指導者と医師はあうんの呼吸で洗浄作業を終え，傷口を保護材で覆っていった。

　「林さん，痛みますか？　あと少しで終わりますから。だいぶよくなってきましたよ」と臨床指導者が声をかけたが，林さんの返事はなかった。学生Dは，処置が終わるまで何とかその場にいたが，廊下に出た途端立っていられず，しゃがみこんでしまった。

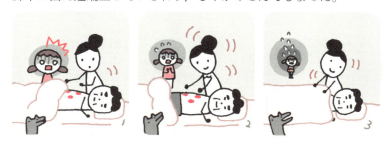

「あなたが逃げたら患者さんはどうなるの？」

　学生Dが廊下でしゃがみこんでいると，臨床指導者から声をか

けられ，控室で少し休むように促された。しばらくすると臨床指導者がやってきて，傷を見て気分が悪くなったのかと聞かれた。Dは，「林さんが痛そうで…大丈夫かなと思いながら処置を見ていたら，自分が処置を受けているような気持ちになってしまって。痛そうな林さんを見ていると私には処置できないと思ったんです」と正直な気持ちを話した。

臨床指導者は少し間を置き，次のように言った。「酷い傷を見るのはつらいよね。誰だって残酷なことはしたくないし，見たくない。でも，あなたが逃げたら患者さんはどうなるの？　林さんの処置をしないで放っておいたら褥瘡は

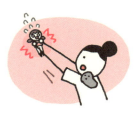

もっと悪化して，林さんはもっと痛くなる。それなら今は痛くても，やらなくちゃならない。なるべく痛くないような技術を身に付けることも大事。林さんの褥瘡は7日前に入院してきたときに比べて，ずいぶんよくなったのよ」。

学生Dはさらに，処置の最中，林さんが痛みを我慢している様子が心配だった。臨床指導者は，「林さんはこれまで処置を拒否せず頑張っている。洗浄のときよりも，体位変換のときのほうが痛がっている。お尻の上のところが一番痛いから，座位になるのはつらいけど，早く歩いて自分で何でもしたいという気持ちもある」と続けた。

そのとき何が…？　考えてみよう

他者の苦しみ，痛みを目の当たりにする体験

私たちは，他者が痛みに苦しむ様子を目の当たりにしたとき，恐怖感や嫌悪感から目をそむけたくなります。自分がその場に居合わせたにもかかわらず助けることができなかった場合には，無力感や

罪悪感を抱くことさえあります。

　学生Dは、「林さんの褥瘡の洗浄処置を見学しているうちに、まるで自分が処置を受けているような苦痛を感じ、林さんに痛みを与えるような処置をする側には立てないと思った」と言っています。さらに、一言も発することなく処置を受ける林さんが痛みを我慢しているのではないかと林さんに代わって怒りさえ感じているようでした。しかも淡々と処置を進める臨床指導者の姿に、どうしたらそんなふうに冷静でいられるのかと驚き、戸惑っている様子も垣間見えます。

　看護師は、時には患者さんの苦悩や怒りを自分のことのように感じて、自分の感情が揺さぶられ、うつ的な状態になることがあります[注1)]。看護師が真正面からつらい現実を受けとめることができずに、自覚的あるいは無自覚的にベッドサイドから足が遠のくこともあるでしょう。看護学生は、このような感情体験が看護に含まれること、そして看護は人々の苦しみや痛みの至近距離にある仕事なのだと実習を通して実感することになります。

他者の苦しみを受けとめ，対処するということ

　患者さんの苦痛や悲惨な状況を受けとめ応対することは、臨床経験を重ねた看護師であっても容易なことではないはずです。一旦は現実を見ないふりをしたり、避けたりすることも、健全な心を保持するための大切な反応です。

　人は受けとめきれない現実を目の前にしたとき、どんな反応をするのでしょうか。「なんでもないというそぶりをしながら問題の存在そのものを否認」したり、「科学技術を信奉」[2)]することで、現実の過

注1) このような看護師の感情は「共感疲労」とよばれる。「傷ついた人々を対象として働く治療者や看護師，ケースワーカー，カウンセラー，そして救援活動に携わる人々などが，クライエントの恐怖，痛み，苦しみについての話を見たり聞いたりするうちに，援助者のほうにも同じような恐怖，痛み，苦しみがわいてくる」[1)]といわれている。

酷さを直視しないようにすることがあります。林さんの痛みの訴えに対応するよりも，褥瘡の局所の洗浄方法に着目して関わることによって，苦痛の中にいる患者さんへの無力感を打ち消し，達成可能なケアに気持ちを焦点化し，感情のコントロールを図ることもできるのです。個々の看護師が自分なりのやり方で，患者さんの苦痛と向き合っているのです。

　臨床指導者は，学生Dに対して，看護師が逃げたら林さんの褥瘡はさらに悪化して痛みが増すこと，痛みを伴う処置だとしても必要性があり，それを引き受けるのが看護師であること，だからこそできるだけ痛みの少ない技術を探究していくことを求められているのだと，看護の目的，看護師の使命や役割について説明しました。

　さらに，痛みを伴う処置が，ただ患者さんに痛みを与えてきたわけではなく，褥瘡の改善に効果がみられていると学生Dに伝えました。このようにして患者さんの苦しみを受けとめ，対処する生身の看護師の姿を学生に伝え，どのように患者さんの苦痛に向き合うかを教えることができるのは臨床の場だからこそです。

臨床指導者が見ているもの，学生が見ているもの

　林さんの痛みに対して，臨床指導者と学生Dの受けとめ方が異なる点があります。臨床指導者は救急搬送された当初の褥瘡と現在までの経過を知っているのですが，Dは経過を知らず，目の前の林さんの傷や痛みのみを見ているという視点の違いです。

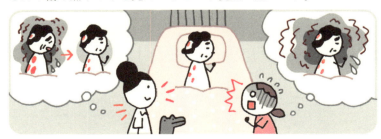

この違いによって，学生Ｄと臨床指導者の間で，患者さんの苦痛に対するとらえ方が異なっています。臨床指導者は，褥瘡治癒のプロセスに関する知識や経験も踏まえ，現在の林さんの状態は回復に向かっているととらえているのですが，Ｄにはそのような視点はありません。この両者の視点の違いは，患者さんの苦痛の解釈，痛みを伴う処置の意味付けの違いも生み出します。さらに，臨床指導者は，日頃の林さんとのやりとりから，積極的に処置に向き合い頑張ろうとする姿を重ねあわせ，林さんがただ痛みを我慢して褥瘡処置を受けているのではないと解釈していました。看護師にとって素早く処置することは，林さんの頑張りに少しでも応えることにもなります。

　患者さんの苦痛から逃げ出したいと思いながらも，看護師が逃げずに向き合っている姿を学生Ｄはどのように受けとめるでしょうか。看護師という職業に課せられた任務を果たそうとする使命や責任が看護師を支えているのだと受けとめるでしょうか。

　確かに，使命感や責任感，気概が看護師の行為を支えているのでしょうが，使命感や責任感を振りかざして，他者の苦しみを受け止め続けられるとは思えません。ただ言えることは，私たちは目の前で苦しむ人を見過ごすことができません。逃げ出したくなる中で看護し，看護する中で逃げ出したかった自分を忘れ，命の尊さ・強さに圧倒されるのです。苦痛の中で生きようとする人の声を聴いた者として，看護師という存在の意味を問い続けるしかないのです。

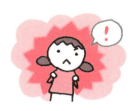

>   **学びのツボ**
>
> 学生は,患者さんの苦痛が強い処置場面などを見学する中で,なぜ自分が拒否感をもつのかわからず,患者さんに対する申し訳なさを感じたり自己嫌悪に陥る場合もある。指導者は,学生自身が自分の感情に気付くような問いかけをしたり,看護師としての率直な思いや経験を話すことで,学生が自身の気持ちを整理する後押しをすることができる。

　指導者は,さまざまな処置やケアの見学を勧めがちです。しかし,学生は自分の感情に無自覚のまま,苦しみや恥辱感など苦痛の強い場面を見学することで,時にはその場から逃げ出したい気持ちになることがあります。

　指導者は,「看護師も苦しい。避けたい気持ちがあって当然」と看護師の率直な思いを話してもよいでしょう。加えて,患者さんの現在の苦痛の断片だけを見ている学生に対し,時間的経過や文脈の中での患者さんの苦痛や処置の意味,看護師の行為の意味を伝えることで,患者さんの苦痛に向き合うことについて考える機会になるのではないでしょうか。

【参考・引用文献】
1) 武井麻子（2001）：感情と看護―人とのかかわりを職業とすることの意味．p.125．医学書院．
2) Kleinman, A.（1988）／江口重幸,五木田 紳,上野豪志 訳（1996）：病いの語り―慢性の病いをめぐる臨床人類学．p.7．誠信書房．

SCENE 13 "ちょっとしたこと"の意味を見逃していませんか？

実習の中で耳にする，気になる言葉やフレーズがいくつかあります。その1つが"ちょっとしたこと"です。"ささいなこと"と言い換えられるときもあります。「患者さんへの関わりでは，ほんの"ちょっとしたこと"に気付くことが大事」「"ささいなこと"から話しかけていったら，患者さんは病気に対する心配ごとを話してくれた」というふうに用いられます。"ちょっとしたこと""ささいなこと"は，看護する人が気付かなければ，それで済ませてしまうこともできますが，後に重要な意味をもつものだった，と学生はとらえているようです。

学生たちは実習の中で，"ちょっとしたこと"でありつつも大切な何かにつながることを，どのように経験しているのでしょうか。次の場面をもとに考えていきましょう。

実習場面を見てみよう

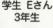

看護師さんには言いにくい"頼みごと"

江藤さんは，腰椎圧迫骨折の治療のために入院し，ベッド上で過ごす80歳代の女性。学生Eが挨拶にいくと，江藤さんは「寝たきりでしょう，私。ご迷惑かけるけど，よろしくね」と，とても嬉しそうに握手を求めてきた。学生は，さっそく足繁く病室に通い，「何かお手伝いできることはありませんか」と声をかけた。すると，江

藤さんは待ってました！とばかりに,「カーテンを閉めてくれる？日差しが強くて」「テレビのリモコンを取って」「ゴミが下に落ちちゃったからゴミ箱に入れて」「タオルがあったはずなの,どこにいったかしら」と学生に頼みごとをした。

　学生Eは江藤さんの要望に応えられることが嬉しく,もっと他にすることはないかと尋ねた。江藤さんは「ありがとう。本当に助かるわ。看護師さんには頼みにくいのよ。この前,飲み物を取ろうとしたらコップを倒して布団を濡らしてしまったの。ナースコールを押してと言われるけど,忙しそうで。あなたがいてくれてよかった」と嬉しそうに言った。

"ちょっとしたこと"に気付くには？

　学生Eはカンファレンスで,江藤さんとのやりとりについて次のように話した。「今日は江藤さんにいろいろなことを頼まれました。"ちょっとしたこと"なんですけど,カーテンを閉めたり,ベッドの周りのものを取ったり。江藤さんは動けないので自分でできないのですが,遠慮してナースコールを押してまでは頼めないそうです。いつも看護師さんが回ってくるまで待っていると言っていました。今日は私がいたので,すぐに頼むことができて嬉しそうでした」「江藤さんの部屋は午後になると,すごく日差しが強くて,カーテンを閉めないと眩しくて暑いけど,夕方になるとすぐに真っ暗になってしまう。本を読むにも灯りのスイッチがわからないらしく,カーテンひとつとっても,自分でできないと大変なのだとわかりました。"ちょっとしたこと"に気付いて,明日からはもっと,江藤さんに必要なことを考えていきたいです」。

　他の学生からは,「"ちょっとしたこと"に気付くにはどうしたらいいのか」という投げかけや,「学生1人で対応したの？」などの質問があった。学生たちは「そばにいて患者さんのことをもっと知れば,

気付きも増えるのではないか」「患者さんから頼まれたことは，臨床指導者を呼ばなくても1人でできるようなことが多かった。身体を起こすとか，そういうことは患者さんも学生には頼んでこない」「人によってやってもらいたいことは違う。自分の受け持ち患者さんは全部自分でできる。学生にできることは何だろう」「"ささいなこと"から話していったら，何か見つかるかもしれない」と意見が交わされた。

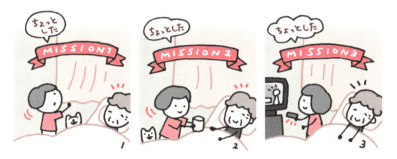

カンファレンスの最後に，臨床指導者が次のように話した。「患者さんたちは看護師の忙しさをわかっていて遠慮しているのですね。私たちもできるだけ声をかけやすいようにしなきゃと，反省しました。学生のうちは関わる時間もいっぱいあるから，明日からの実習の中でも，もっともっと患者さんのニーズに気付いていけるといいですね。まだ習っていない看護技術やケアなどがあり，学生が1人でできることは少ないかもしれませんが，指導者やスタッフに伝えて，一緒にケアすることができます。"ちょっとしたこと"が大切な看護につながるんですよ。スタッフは，学生さんを通して患者さんのいろいろな面を知ることができて，看護計画に活かしていくことができるんです。スタッフもとても助かっています」。

そのとき何が…？ 考えてみよう

関わりの手掛かりになる"ちょっとしたこと"

　学生が"ちょっとしたこと"と表現した現象には、いくつか特徴が見えます。まずは、"ちょっとしたこと"が示す内容について見ていきましょう。具体的に示された"ちょっとしたこと"は、カーテンの開閉、病室の照明操作、リモコンやタオル、コップなど手が届かないものを取る、ゴミを捨てるなど、江藤さん自身が病気でなければ本来自分で行っていた行為でした。そして江藤さんは、忙しそうな看護師を呼び出してまで頼むのをためらい、看護師がやってくるまでやり過ごしてきました。

　学生と江藤さんとのやりとりの中で見えた"ちょっとしたこと"は、医療行為に関わる事柄や緊急性の高いことではなさそうでした。学生は、このような江藤さんの要望に応えることで、「あなたがいてくれてよかった」と看護学生として受け入れられ、江藤さんの役に立てていると実感していました。学生は"ちょっとしたこと"を手掛かりに、患者さんに関心を寄せ、患者さんが望んでいることは何か、自分にできることを探すきっかけを得ているようでした。

　では、患者さんにとっての"ちょっとしたこと"は、どのような意味をもつのでしょうか。高齢のある医師が、入院したときのエピソードとして次のように話したことがありました。

　看護師が着替えを手伝ったときのこと、点滴刺入部位からの漏れがあり、パジャマの袖口が血液で汚れてしまったそうです。しかし看護師は汚れを気にする様子もなく、他の洗濯物と一緒にパジャマをビニール袋に放り込み、ロッカーにしまったのです。「私が若い頃は、看護師が患者さんの洗濯物の汚れを石鹸でササッと落としてから家族に戻していた光景をよく見かけた。今、看護師はそういうこ

とはしないのか。"ちょっとしたこと"で、あとで洗濯する家族にとってはシミにもならないし、楽なのだけど」と憂いました。

　命に関わることではないのですが、やるのとやらないのとでは、何かが違ってくることを示すエピソードです。"たかが○○""されど○○"なのです。

　スミスは、ケアリングやケアの中の気遣いについて、次のように言います。「患者さんの命がかかっているような場合でなければ、毎日の決まりきった業務や病棟生活のせわしないあれやこれやのなかで、気付かれないままになってしまうのです。こうした、"ちょっとしたこと"がなされていないということは、ケアが欠けていることのいちばんの証拠です」[1]。昨今は、シーツ交換、病室・浴室などの掃除、ゴミ回収など、あらゆる仕事が分業化され、看護師は、"ちょっとしたこと"を自ら手放しつつあります。学生の体験は、それを教えてくれているのです。

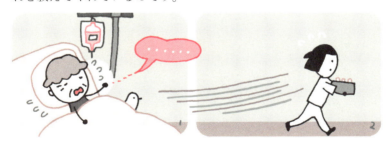

"ちょっとしたこと"に気付くには、患者さんを知らなければならない

　"ちょっとしたこと"という現象を巡る学生の体験に含まれる2つ目の特徴は、「人によってやってもらいたいことは違う。自分の受け持ち患者さんは全部自分でできる」「そばにいて患者さんのことをもっと知れば、気付きも増えるのではないか」という学生の言葉が教えてくれることです。"ちょっとしたこと"は、患者さんのそばに行き、患者さんのことを知らなければわからない、患者さんの個別

状況によって異なり，教科書に書いてあるような標準的な内容ではなく，気付くことでわかっていくという特徴です。看護実践においては，一人ひとり個別固有の人と直に関わり，関係性を通して，その人が必要とすることが見えてきます。

"ちょっとしたこと"から生まれる論理を超えた"何か"

　最後に，「"ささいなこと"から話していったら，何か見つかるかもしれない」という学生の発言に着目してみましょう。看護は，看護師が自分の身体や言葉を用いて，看護学のみならずあらゆる知識や技術を総動員して人々に働きかける営みです。看護師の関わりは，刻々と変化する患者さんや家族，周囲の状況の中で，必ずしも1つの意図や意味をもって展開されているとは限りません。患者さんや家族との間で，多様な意味が生まれます。

　だからこそ，"ささいなこと"から「何か見つかるかもしれない」のです。ところが，"ささいなこと"や"ちょっとしたこと"は，最初，患者さんにも看護師にもその顛末が見えません。学生は実習の中で「ほんの"ちょっとしたこと"」が患者さんの生活の質に違いをもたらすということを見つけ[2]ます。患者さんは，学生が自分のニーズに応え満たしてくれることによって，自分が大切にされていることを感じ，安心して療養生活を続けることができるのです。それは看護師も同様です。看護師の"ちょっとしたこと"が，患者さんに力を与えることになります。

　"Remember there is no such thing as a small act of kindness. Every act creates a ripple with no logical end."(Scott Adams)[3]
　小さな親切などというものはないことを忘れるな。すべての行為が必然的／論理的な結末をまったくもたない波状を創り出すのだ（漫画家 スコット・アダムスの言葉；筆者訳）

看護師の行為は，看護師が意図する論理的な結末をまったくもたないさざ波を生み，大きな波紋となって広がっていきます。だからこそ，"ちょっとしたこと"を大切な手掛かりとしたいと思うのです。

"ちょっとしたこと"は，文字通り，とるに足りない事柄なのではない。看護においては，とても大切な手掛かりになり得る大事なものである。

　"ちょっとしたこと""ささいなこと"をとるに足りないことと受けとめるだけで終わってしまったら，看護の価値を見失います。学生の"ちょっとしたこと"への気付きをきっかけに，患者さんへの関心，個別性，ダイナミックな看護の力について学生と対話してみましょう。

【参考・引用文献】
1) Smith, P. (1992)／武井麻子，前田泰樹 監訳（2000）：感情労働としての看護．p.2, ゆみる出版．
2) 前掲書1), p.1.
3) Gallagher, A. (2012)：Acknowledging small acts of kindness. Nursing Ethics, 19(3), 312.

SCENE 14 実習でしかできない「責任を負う経験」，大切にしていますか？

　私たちは子どもの頃から，「自分の行動には責任をもちなさい」と言われて育ち，何か問題が起こると「誰が責任をとるのか」と問われます。「責任をもつ，責任をとる」とは，一般的にその人が置かれた立場や，役割上の義務を果たすこと，自分の行動や関与した事柄の結果や成り行きを引き受け，対処することを意味します。

　子どもは大人から頼まれたことを手伝ったり，約束ごとを果たし，褒められることを通して，自身の行為を引き受けまっとうすることを学んでいくと考えられます。

　では，看護学生は看護に対する責任をどのように学んでいるのでしょうか。学校の実習目的や目標には，「看護学生としての責任を果たす」という文言が自明のこととして盛り込まれていますが，「責任を負う」ことの意味について立ち止まって考えたことはあるでしょうか？　次の場面から考えてみましょう。

実習場面を見てみよう

学生 Tさん
2年生

患者 富田さん
50歳代

臨床指導者

「歯茎が赤い？」偶然わかった義歯の不具合

　50歳代の男性患者富田さんは，抗がん剤治療を受けるために入院していた。富田さんは定期的に入院治療を受け，今回も1週間程度入院の予定だった。

　学生Tはカルテを読み，富田さんが自立して生活し，普段は会

社勤めをしていることを知った。実際にベッドサイドに行くと，富田さんはこれまでの病気の経過や仕事，家庭のことなどをTに話し，「特に困ったこともないしね。今回も順調に治療を受けて退院できればいいと思っているんだよ」と言った。

　富田さんは人と話すことが好きで，趣味や家族の話など話題が広がり，好物について触れたときだった。富田さんは「硬いものが好きで，特に煎餅が好物なんだけど，歯がね…。まだこの年だから言いたくないんだけど，部分入れ歯ってやつ？ 若い人にはわからないよね。50過ぎてから歯が急に悪くなって，昨年（入れ歯を）入れた。それが1週間くらい前から，ちょっと合わなくて歯茎がね…」と言った。

　学生Tは，検温のときに富田さんの義歯の話を思い出し，口の中を観察した。すると，下顎の義歯の周囲が赤みを帯びていた。富田さんは，「痛みはないが歯茎が浮いているような感じがする」と言う。Tは臨床指導者への報告時，富田さんのバイタルサインズの数値や体調には変化がないことを伝え，歯茎のことも一応伝えておこうと付け加えた。臨床指導者は，少し考え込むように「あとで私も富田さんの口の中を確認しておきますね」と言った。

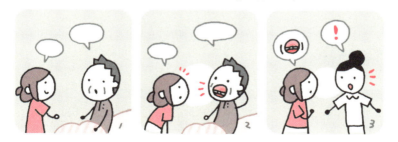

「とりあえずの報告」が思わぬ事態に

　翌朝，学生Tは富田さんのカルテの記載にハッとした。

> S：ちょっと変な感じがあるけど，大丈夫だよ。学生さんから聞いたの？ばれちゃったか。
> O：下顎の部分義歯が装着されている歯肉が腫脹，周囲よりもやや赤味を帯びている。圧痛なし。本人によると1週間前から症状が続いているとのこと。
> A：明日から化学療法開始予定のため，白血球数が低下した場合に感染源となる可能性がある。
> P：主治医に連絡し歯科受診が必要か相談，化学療法開始時期についても検討する。

学生Tは昨日，富田さんの好きな食べ物の話題の流れで偶然聞いた歯茎の違和感が，化学療法を遅らせるほどの事態に展開していくことに驚いた。もし，あのとき歯のことが話題に上らなかっ

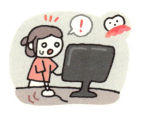

たら，富田さんには予定通り抗がん剤治療が開始されていたかもしれない。臨床指導者からは，「あなたが歯肉のことに気付いてくれて，本当によかった」と声をかけられた。しかし，Tは，そのときにはことの重要性に気付かず，とりあえず報告しただけだったと思うと情けなかった。

患者さんの思いに応えること，ケアに責任をもつこと

学生Tは，学生カンファレンスで一連の体験について話した。すると1人の学生が次のように発言した。「どうして患者さんはTさんに話したのかな。偶然？　でも，信頼関係がないと話してくれない。まだ患者さんと出会って1日しかたってないのに，すごい」。さらに，「私の患者さんは，何でも勉強だからと，初めて会ったとき

からお腹の傷や診察のときのお尻なども見ていいと。見て，しっかり勉強しなさいって。患者さんからそんなふうに言われると，ちゃんとやらなきゃと思いました」と話した。

その後，カンファレンスの話題は患者さんに対して学生が負う責任について広がった。「実習生が患者さんのバイタルサインズを測定するときは，スタッフは測定せず，学生に任せていると聞いて責任を感じた」「患者さんから聞いたことや，予定していてできなかったケアなどもスタッフや指導者に引き継ぎしないと患者さんに影響が出ると思った」などの意見が出された。

臨床指導者が，「患者さんたちが学生をすんなりと受け入れてくれるのは，先輩の看護師たちが築き上げてきた看護への信頼があるからです。そして，次に続くあなたたちに期待しているからです。立派な看護師になってもらいたいという期待を込めて，受け持ち患者になってくれているんですよ」とコメントし，カンファレンスは終了した。

そのとき何が…？ 考えてみよう

看護学生としての責任を直に経験する

学生Ｔは，臨床指導者に富田さんの歯肉の違和感について報告した当初は，それが治療の延期に関わる情報になるとは思っていませんでした。翌日カルテの記載を見て初めて，自分が伝えた情報の重要性に気付きました。Ｔは，もし自分が臨床指導者に報告しなかったら富田さんは化学療法によって感染症を起こしていたかもしれないとわかり，自分の行為や判断が患者さんの将来に直結するのだと自覚しました。

別の看護学生は，担当患者のバイタルサインズ測定を任されていることを知り，看護学生であっても，スタッフの一員として信頼さ

れていることに驚いていました。このような経験を通して，学生たちは確実な技術や知識，判断力を身に付けたいと強く動機付けられたに違いありません。そのことはまた，学生に喜びをもたらすとともに，期待された役割を果たさなければという自覚も高めることになったでしょう。

　看護学生が，自分の行為や判断が患者さんにもたらす影響やその重みを直に経験する機会は，実習の場でこそ得られるものです。学校で学ぶ看護学生としての責任は，理念や行動規範として抽象的に理解されるのに対し，実習ではスタッフや患者さんからの期待や，承認という周囲の反応を通して内在化されます。実習は，指導者が学生を見守り，試行錯誤しながら責任を負うことを学べるように保証される場なのです。

看護は何に対して責任を負うのか

　では，看護は何に対して「責任を負う／もつ／とる」のでしょうか？日本看護協会の『看護者の倫理綱領』[1]第7条「看護者は，自己の責任と能力を的確に認識し，実施した看護について個人としての責任をもつ」の解説では，看護者は「実施する看護について，説明を行う責任と判断及び実施した行為とその結果についての責任を負う」と述べられています。患者さんの状態をみて必要なケアを判断し，実施し，その過程と結果を説明することが看護には求められています。これらの責任を引き受けていくためには，「自分は何をしようとしているのか」「自分が行おうとしていることは何のためか」など自分自身の思考や感情，行為を同時的に内省する力が求められます。

　また第7条には，看護師が提供する看護の質を保つためには，「自己の責任と能力を的確に認識」すること，その解説では「支援や指導を自ら得たり，業務の変更を求め」ることが必要であると示されています。看護師が自分自身の能力とその限界に自覚的であることが，

看護を引き受ける土台になる部分を創ります。患者さんや家族に対してだけでなく，自分自身に対して申し開きができるかが重要です。

　もう1つ，大切な責任があります。それは，看護という営みの伝統を引き継ぐ責任です。入院中の患者さんが学生を受け入れてくれるのは，「人々が看護に寄せてきた信頼と期待があるからだ」と臨床指導者が学生に伝えていました。看護師や看護学生に託される信頼は，一人ひとりの先輩看護師たちが，一つひとつの看護の事実を積み上げてきたからこそ認められてきたものです。看護学生の実習は，そのような社会からの信頼と期待の上に成り立ちます。看護という営みを社会の中で受け継ぎ，発展させていく責任は，学生が臨床現場に身を置き，看護師コミュニティの仲間として迎え入れられる中で育っていくのです。看護師たちが多忙な仕事の中で看護学生の実習指導体制を整え，教えることに時間を割くことをいとわないのは，後輩を育てることが専門性を後世に引き継ぐ責任を果たすことだとわかっているからです。

看護の責任を負う経験が，学生の行動に変化を起こす

　学校では学習に意欲をもてなかった学生が，実習後に人が変わったように勉強し始めることがあります。行動の変化のきっかけの1つが，受け持ち患者の看護の責任を負う経験です。学生は，看護に対する責任を直に自覚すると，知識を得ることに貪欲になります。また受け持ち患者について，自分が判断し行動するために拠りどころとなる知識の獲得と，それらを活用することとを統合していくダイナミックな学びのスタイルを創れるようになってきます。専門職として，「研鑽に励み，能力の維持・開発に努めること」の萌芽は，看護の責任を負うという実習中の経験にもみられるのです。

学びのツボ 学生の受け持ち患者に対する関わり方は，患者さんの病いや治療に影響をもたらす。学生がそのことを直接的に経験することによって，看護に対する責任を自覚し，学生の学び方は変わっていく。

　実習の中で，看護学生が看護に対する責任をどのような機会に体験しているのか，問いかけてみましょう。自分があまり意識せずに行っていたケアが患者さんに影響を与えているという事実を自覚することは，知識の獲得と活用とを統合していくための大切なきっかけとなります。

　試行錯誤しながら責任を負うという経験を保証することが，指導者の役割です。それは，将来の看護職としてのアイデンティティ形成の核となる部分なのです。

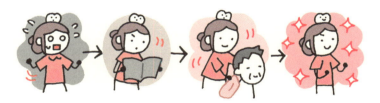

【参考・引用文献】
1）日本看護協会：看護者の倫理綱領，2003．
　https://www.nurse.or.jp/nursing/practice/rinri/pdf/rinri.pdf
　（2017年11月20日アクセス）

SCENE 15 学生が「自分を知る経験」ができるよう,関わっていますか？

　実習では,学習環境や教材となる状況をあらかじめコントロールできません。学生が受け持つ患者さんの病状や背景はさまざまです。実習の目的や目標に沿って受け持ち患者を決めていくものの,臨床指導者側の想定通りにはなりません。学生が思いがけず難易度の高い患者さんを受け持つこともあります。学習していないことに遭遇することもしばしばです。

　実習では臨床現場で起こる現実の只中に放り込まれた学生が,患者さんや家族,臨床指導者,スタッフとの相互作用の中,既習の知識だけでなく,対人関係力,適応力など,自分のもてる力を総動員しなければなりません。おのずと,自身の価値観や思考パターン,対処パターンに向き合うことになるでしょう。看護実習における学びは,自分自身との出会いと切り離すことはできません。次の場面から考えてみましょう。

実習場面を見てみよう

学生X
1年生

患者 藤田さん
90歳

臨床指導者

看護教員

しゃべっているのは私だけ…？

　学生Xは,藤田さんを受け持つことに決まったときから"ちゃんと"話ができるのか気掛かりだった。藤田さんは90歳の男性で認知症と診断されており,臨床指導者からは「話しかけると応えてくれるから,お話はできます。自分から話しかけてくることはあまり

ないけれど」と聞いていた。

「こんにちは。学生のXです。今日からよろしくお願いします」と声をかけると，藤田さんは目をパッチリと開け「そうですかぁ，お願いします」と応えた。Xは「普通？ かも」とほっとした。

翌日から学生Xは，藤田さんとの関係性を築きたいとせっせとベッドサイドに足を運んだ。臨床指導者から聞いていた通り，藤田さんはクローズド・クエスチョン（はい，いいえで答えられる質問）に対しては答えるが，自ら発語することはなかった。

そんな中でも，少しずつ藤田さんの返答のパターンや表情がつかめるようになった。「そうですね」という答えは藤田さんが同意しているとき，「どうかな」という返事をするときの藤田さんは，あまり乗り気ではない雰囲気が感じられるようになった。

しかし，学生Xはこれでいいのだろうかと思い悩んでいた。「今朝もベッドサイドに飾られた犬の写真を見ながら，（犬の）名前を尋ねたけど，返事がなかったなぁ」「藤田さんは本当はどう思っているんだろう…一方的に私ばっかりしゃべっている…」と，気持ちが落ち込んだ。

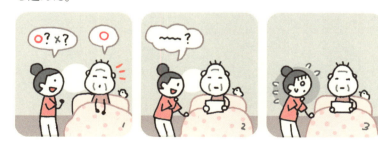

拒否されたのに…どうして"よいこと"なの？

藤田さんは日によって受け答えがはっきりしているときもあれば，ぼんやりとした日もあった。ある朝，学生Xが藤田さんに清拭を提案したときのことだった。「藤田さん，今日は熱もないですし，お

身体を拭きませんか？」「いや〜，う〜ん，今はやらなくてもいい」と藤田さんは顔をしかめた。
　「調子…悪いですか？」と尋ねたが，藤田さんは「どうかな」と言い，目を閉じると布団をすっぽりとかぶってしまった。
　学生Xは藤田さんの反応にすっかり落ち込み，廊下で出会った看護教員に相談した。すると，思いがけない言葉が返ってきた。「よかったじゃない！」と。
　学生Xは「拒否されたのに？"よかった"って何がよいの？」と予想外の教員の言葉に面食らった。さらに清拭の準備状況を確認に来た臨床指導者から，「落ち込んでいるみたいだけど，どうして？」と尋ねられた。Xは藤田さんから清拭を断られたこと，清拭をしたくない理由がわからないこと，調子もよさそうに見えたのにどうしてなのか解せない，何がいけなかったのか，と話した。すると臨床指導者は「バイタルサインズに異常はなくても，清拭したくない，今日はそんな気分じゃないって日くらいあるでしょう！　私たちだって気が乗らない日もある。なんとなくっていう日が…。だから…藤田さんが，やっとあなたに本音を話したっていうことなんじゃないかしら」と言った。それでも学生は意味がわからず，相変わらずポカンとしたままだった。
　臨床指導者は続けた。「藤田さんは，入院してからスタッフに対して遠慮しているのか，自分で何かしたいとか，嫌だとか言ったことがないの。ご家族に聞くと，家では頑固な人らしいから，まだ遠慮して本音を言わないんだと思う。でもあなたには，ちゃんと本当の気持ちを意思表示してくれたのよ」。そしてさらに，「そういう信頼関係があなたと藤田さんとの間にできてきたということ。だから"よいこと"だと思うけど」と付け加えた。

ようやく腑に落ちた"よいこと"の意味

　学生Xが何が"よいこと"なのかを理解できたのは，数日後，実習終了後の面接のときだった。

　学生Xは，当時の自分は清拭を断られたこと自体がショックだったこと，やっと藤田さんの気持ちがわかりかけてきたと思ったのに振り出しに戻ってしまったようで，どんどんネガティブになっていたと振り返った。そんなときに看護教員や臨床指導者から"よいこと"と言われても，まったく何のことかわからなかった，でも今，ようやく指導者が言ったことの意味を理解することができたという。

　「あっ…そうかぁ…私は，自分のことしか考えてなくて…。自分ってダメだなとか。もう一度，そういう目で藤田さんとの関わりを振り返ってみることが大事なんだってわかったんです。自分だけで考えていたら，ショックって思って，あのまま藤田さんのベッドサイドに行けなくなっていたかもしれません。藤田さんから見たらどうだったのかなんて，考えていませんでした」と，学生Xはすっきりした表情で語った。

そのとき何が…？ 考えてみよう

落ち込んでいるのは「拒否された」から？

　看護学生にとって，患者さんから受け入れられ，うまくコミュニケーションをとれるかは，実習のモチベーションを左右する重要な点です。クローズド・クエスチョンには答える藤田さんに対して，学生Xは積極的に話しかけ，藤田さんの返答のパターンや表情をつかんでいます。しかし，藤田さんの"本当の気持ち"に触れている実感がなく，一方的に話しかけているだけではないか，他の学生のように会話のキャッチボールができていない，自分はこれでいいのかという思いを強めていたのでしょう。

そんな不安定な気持ちの中で清拭を断られたのですから，自分の関わり方が悪かったのではないかととらえるのは自然な反応です。ところが，看護教員や臨床指導者に相談したところ，「よかった」と言われたのです。

　患者さんから拒否されて落ち込んでいるのに，よいはずはありません。しかし，この指導者の一言は，学生Xの出来事の受けとめ方を変えるきっかけとなりました。Xは，落ち込んでいる理由をあえて尋ねられることによって，藤田さんが清拭を断る理由をきちんと確認していないのに，自分が「藤田さんに嫌われてしまった」「拒否された」と思っていることに気付いていったのではないでしょうか。

　もしこのときに，「患者さんに拒否されて落ち込んでいるのね」と臨床指導者が学生Xの状況を察して，落ち込む理由をあえて問いかけなかったら，違った展開になったでしょう。Xは，自分が何に落ち込んでいるのかに気付かないまま，実習を続けていたかもしれません。

　臨床指導者が学生にあえて言語化するような促しをしないこともあるでしょう。しかし，それでは，"本当のところ"がわかりません。いったい何について落ち込んでいるのか，何が起こっているのかは，学生一人ひとりによって異なります。指導者は，学生自身が体験していることをわかったような気にならず，その経験の意味をともに考えることが大切なのではないでしょうか。

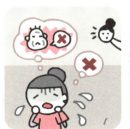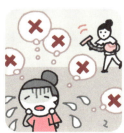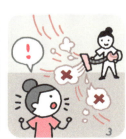

「何を感じるか」によって，看護実践は変わる

　人は，何らかの対処が必要な出来事や状況に出会うと，それまでの経験や価値観に照らして解釈し，対処します。一人ひとり経験してきたことは異なるため，目の前の事実は同じでも「自分の出番だ」とワクワクするのか，「どうしたらいいかわからない」と意気消沈するのか，そのとらえ方は千差万別です。学生Xが経験した出来事も，当事者ではない立場や，藤田さんの背景を知っている人にとっては，解釈が異なります。

　別の例で考えてみましょう。若林は，臨床実習指導者研修で担当した学生から「怖い」と言われたことにショックを受けたとき，研修指導教員から「怖いと言われたことの何がマイナスなの？」と淡々とした口調で聞かれたときのことを次のように語っています。

　「嫌に決まっているじゃない！　と思いました。でも，そこでふと気付いたんです。そこにマイナスの意味を付け加えたのは自分だって。事実と感情を切り離し，整理して考えることの重要性を学ぶきっかけになりました」[1]。

　学生Xや若林の経験は，次のウィーデンバックの言葉を思い起こさせます。

　「看護師が看護をしているとき，何を感じ何を考えているかということは重要である。それらは看護師が何をするかということだけに関係しているのではなく，どのように行うかということと密接な関係があるのである」[2]。

　看護の出発点は，患者さんが援助を必要としているニードを見極めることです。そのため，そこから始まる看護実践は，看護師自身が感じたり，考えたりしたことによって左右されるのを自覚すること，自分自身を知り，自分を活用す

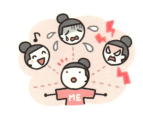

ることが大事なのです。

その経験を，自分の枠を超える経験にできるか

　自分自身の思考や対処パターンが看護実践に影響していることを自覚するのは，自分の弱みや課題と向き合うことでもあります。自分の枠組みを見直すことは，ストレスフルなことです。時には自分の価値観を他者から否定されたと感じることもあるでしょうし，「これまで培ってきたことは何だったのか」と自問する作業は何よりも苦痛です。

　しかし，看護は目の前の患者さんや家族の状況を"看護師がどのようにとらえたか"ということから始まるのです。自分自身を知ることを避けては通れません。看護師である限り，自分を知る経験には終わりはなく，つらいこともあれば，新たな自分を発見することもあります。患者さんや家族への関わりを通して，自分の既存の枠を超えるような経験ができることこそが，看護の醍醐味なのではないでしょうか。

臨床指導者は，学生が実習中の出来事を通して，「自分を知る経験」ができるように関わることが大切。その関わりとは，指導者は学生が何を感じているのかを問いかけ，リフレクションを促し，時には指導者が同じ場面をどのようにとらえたのかを伝え，学生がつらい感情を受けとめ乗り越えられるよう支持することである。

　実習の評価とは，単に実習目標に照らして点数をつけることではありません。それは多くの看護教員や臨床指導者がわかっていることでしょう。実習の達成状況と課題について，学生が自分自身の体験に照らして明確化できるように促すこと，何より大切なのは，学生が実習を通して，「自分を知る経験」をすることです。自分を知る

ことができると，おのずと次の課題が見つかるものです。「課題」を英語で表すと，「challenge」，"手ごたえのある挑戦"です。

実習評価の一部として，学生の「自己評価」得点をとり入れている学校もあります。看護実習に限ったことではありませんが，自分で自分を評価する力が成長には欠かせません。

自分にとってネガティブなこともポジティブなことも含めて振り返り，俯瞰して自分自身を見つめることができるためには他者の助けが必要です。学生が実習で経験したことを通して，次の「challenge」に自ら到達できるように看護教員や臨床指導者が促すことが，実習評価の真の意味ではないでしょうか。

【参考・引用文献】
1) 若林稲美（2015）：「看護の捉え方」を変えると，看護人生が変わる．ナースパートナーズ，71(10)：4-7．
https://www.nurse-partners.com/contents/philia/75/pdf_75.pdf（2017年11月20日アクセス）
2) Wiedenbach,E.（1964）／外口玉子，池田明子 訳（1969）：臨床看護の本質―患者援助の技術．p.21．現代社．

第5章

臨床の
リアリティが
問いを拓く

学生からの直球の質問にドキリとしたことはありませんか。思い描いていた看護と現実とのギャップや，習ったこととは違う技術が"普通に"行われている場面を目の当たりにして，学生に「どうして？」「なぜ？」という思いがわいてくるのは自然なことです。

現場の矛盾や自分自身の"パーフェクトではない部分"をそのままのみ込むのではなく，苦悩しつつも現実的に対処し，看護を実践しているのが看護職です。その姿を学生に包み隠さず見せることでしか，学生からの質問に応えることはできないのではないでしょうか。

例えばこんな SCENE から考えてみましょう。

SCENE 16
習ったことと違う！ 基礎と応用の違いをどう伝えますか？

SCENE 17
理想と現実の矛盾を指摘する学生にどう対応しますか？

SCENE 18
臨床経験の少ない分野での実習指導に不安を感じていませんか？

SCENE 16

習ったことと違う！基礎と応用の違いをどう伝えますか？

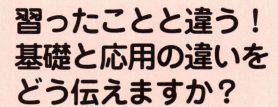

　「看護師さんは汚れた紙おむつの上から陰部洗浄をしていました！ 学校では差し込み便器に換えてから…と習ったのに」。学生たちは，臨床現場で行われている方法が学校で学んだことと違うと，どちらが正しいのかと質問します。

　このような場面は，どちらが正しいのかではなく，目の前の患者さんにどのような方法が適切なのか，個別性に応じた実践とはどういうことかを考える機会となります。多義的で変化に富む臨床という場で，学生がどのようにして「実践の知」である看護を学ぶかという本質的な問いにもつながります。次の場面を見てみましょう。

実習場面を見てみよう

学生 Lさん
2年生

患者 真田さん
50歳代

臨床指導者

学校で習った方法と違う？

　男子学生Lの身体が隠れてしまうくらい，真田さんは体格の大きな50歳代の男性だった。1週間前に脳梗塞のために入院し，左上下肢の力が入りづらかった。

　実習初日，学生Lは真田さんが車椅子に移乗しトイレに行く介助を見学した。真田さんの担当看護師は，真田さんに「ゆっくりと起こしていきますね」と声をかけ，ベッドのリクライニングのボタンを押した。ベッドの頭側が徐々に挙がるにつれ，真田さんの姿勢が左側に傾いていくのがわかった。看護師は真田さんの左肩の後ろ

や肘に枕を入れて姿勢を直した。真田さんは背中を支えられ片足ずつベッドから下ろし端座位姿勢となった。ベッドの足元にはぴったりと車椅子が設置された。看護師は，真田さんに右手で車椅子の肘掛をつかんで立つように声をかけ，「1，2，3」の掛け声とともに，看護師が真田さんのズボンのゴムの部分をつかんだ。真田さんは横移動するように車椅子に移った。

　その場面を見て学生Lは，教科書や学校の演習で学習した方法とは違う，ズボンをつかんで引っぱることで股がひきつれ痛いのではないか，と気になった。

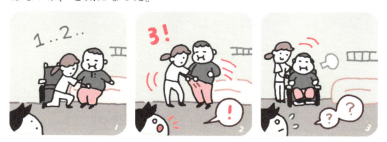

正しいのは教科書か，臨床か？

　学生カンファレンスで，学生は車椅子移乗について「学校で習った方法と全然違っていた。どっちが正しいのかわからなくなってしまった」と発言した。すると学生たちからは，「練習は学生同士だから，麻痺のある人の方法はやったことがない」「ズボンのベルト部分を引っぱると，患者さんは痛いのではないか」「1人ではふらつく患者さんや，看護師に両腕でつかまれない人の場合，ズボンを引っぱるほうが安全」「学校でも現場でやっている方法を教えてもらいたかった」…など，さまざまな意見が出た。

　やりとりを聞いていた臨床指導者は，「学校で習ったことは基本です。臨床のやり方はその応用。患者さんも一人ひとり違うし，真田さんも疲れているときには看護師2人で介助しないとふらつくと

きもあるのですよ」「真田さんは今の車椅子移乗の方法をどう思っているのかな。もしズボンが食い込んで股のところが痛いのなら方法を変えたほうがいいかもしれない。どんなやり方がいいのか，真田さんにも確認してみたらどうですか？」とコメントした。

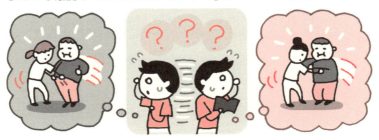

実際を見て，初めてわかった

　学生Lは，真田さんに車椅子移乗の方法について聞いてみることにした。真田さんは，左足が思うように前に出ないことがあるため，今の方法が一番安心だと話した。「早く自分1人で車椅子に移れるように，リハビリのときに理学療法士さんにも相談したい」「ズボンを整える動作も，椅子に座ったあとに自分で左右にお尻を浮かせれば1人でできるのではないか」と，真田さんなりに考えていることが伝わってきた。

　翌日から学生Lは，理学療法士や真田さんとともに，真田さんが1人で車椅子に移れることを目指し，介助方法を考え，試した。そして真田さんの左上下肢の筋力の回復に伴い，真田さんはスタッフや学生の見守りのもと，1人で車椅子への移乗ができるようになっていった。その日の調子によっては足の着地が弱く，ふらつきが強いこともあり，いつも同じではなかった。

　学生Lは，実習の最終カンファレンスで次のように話した。「習ったことが役に立たないと最初は思った。車椅子移乗に限ったことではないけれど，学校で習っていることが実際にどんなふうに行われ

ているのか，いつどんな状況で使われている技術なのかがわからないことが多かった。基本のやり方だけ習ってもダメで，実際を見て初めて，基本の方法の意味がわかってきた」。

そのとき何が…？ 考えてみよう

応用から浮かび上がる，基礎の意味

　学生Lは臨床で行われていた端座位保持や車椅子移乗の方法に驚き，学内での技術試験で合格した方法が使えないと戸惑いました。学校では，まず仰臥位の患者さんの肩の後ろから手を入れて長座位→端座位→立位にし，患者さんに看護師の首に手をまわしてつかまってもらい，看護師は患者さんの腰部に手をまわして支え，車椅子の方向に半回転して座る方法を習いました。

　基礎技術のテキストでは，一般的な援助方法の要素を取り出して説明されています。しかし，臨床現場では患者さんや看護師の個別状況によって，援助方法に多彩なバリエーションがあるため，学生は学習した知識や方法と臨床現場との間につながりが感じられなかったようです。

　一般的に学内では基礎を，臨床実習では応用を学ぶといわれますが，基礎と応用の連続性を学生はどのように経験しているのでしょうか。学生は教室や演習室で学んだ知識や技術が役に立たない

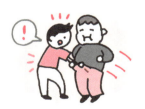

と感じていました。しかし真田さんのリハビリテーションへの思いを知り，力の入りにくい手足に触れ，真田さんに合わせた車椅子移乗方法を試行錯誤することを通して，基本の意味が浮かび上がってきました。真田さんとの"今，この場面"での車椅子移乗の方法が真田さんにとって必然であるとわかると同時に，一般論としての車椅

子移乗という方法がその背景にあることに気付いたのです。さらに，臨床の個別状況のバリエーションを学ぶことが，基礎の意味を浮かび上がらせる経験となったのです。

看護の実践知を学ぶ，アートを学ぶ

　学内演習や講義での学びと，臨床での学びとの違いとはなんでしょうか。

　臨床では，今ここでの一人ひとりの患者さんの状況に合わせて，何が最善の方法かを考え，患者さんに関わります。病いや障害の受けとめ方，手足の筋力やこれまでのリハビリテーションの状況，その日の体調など，その時どきの状況によって微細に支え方や力加減を調整するという，即興的な判断と行為を要求されるのが臨床の実践です。基本の方法をベースとした学内での学習とは，この点が大きく異なります。

　臨床の場では，どのような状況でも同じ知識や技術が通用するとは限りません。これが，「看護の知は実践的な知である」といわれる所以(ゆえん)です。臨床では，まるで観客の熱気とともに二度と同じパフォーマンスとはならない演劇と同じように，相手や状況との相互作用によって意図を超える展開，創造的な結果がもたらされます。

　看護の知を特徴づけるこの特性は，審美知(esthetic knowledge)とよばれています。チンとクレイマーは，「看護師は理論を用いて特定の病気にかかるという体験を理解しつつ，論理的な推論に基づいてケアプランを立案し，適切な看護行為を実施しようとします。しかし看護師は看護が展開するプロセスの中で，バリエーションを組み入れるために自然に生まれてくる直観的な洞察を大切にしています。…(中略)…看護師が経験を通じて変化を生み出し，行為していくその具体的なやり方の中に，その看護師の芸術性，その経験におけるユニークな個別性が伝えられるのです」[1]と述べています。こ

れまで知識の応用とよばれてきた学習経験は，看護実践のアートを学ぶ経験でもあることがわかります。

学生は教室や演習室で基礎的知識や方法を，臨床でそれらの応用を身に付けるといった直線的な学習経験をしているわけではない。受け持ち患者の個別状況，臨床実践の数々のバリエーションに触れることによって，実践の知としての看護を経験していく。

アートとしての看護を経験することが，同時にエビデンスとして言語化されてきた基礎としての経験知の意味を浮かび上がらせます。学生が「学校で習ったことと違う！」と言ったとき，それは実践の知としての看護，サイエンスでありアートである看護について考えるチャンスなのです。

【参考・引用文献】
1) Chinn, P.L., Kramer, M.K. (2004)／川原由佳里 監訳 (2007)：チン＆クレイマー 看護学の総合的な知の構築に向けて．p.257，エルゼビア・ジャパン．

SCENE 17 理想と現実の矛盾を指摘する学生にどう対応しますか？

　学生は，忙しそうな看護師に遠慮する患者さんや，検査や入退院，点滴に追われる看護師の姿を見て，描いていた理想の看護との違いに落胆することがあります。学生にとって，実習中に出会う理想と現実の矛盾は，どういう意味をもつのでしょうか。

　学生は，臨床という現場に自分の身を置き，その矛盾を直接的に経験します。そこでは，学生は傍観者ではいられません。当事者として判断し，振る舞うという実際的対応を求められます。

　学生にとって，現場の矛盾に気付いたときにどのように対応するかという経験は，「素人の学生が看護師の"振りをすること"から看護師で"あること"に変身を遂げる」[1]重要な意味をもちます。次の実習場面から考えてみましょう。

実習場面を見てみよう

学生 Wさん
3年生

患者 戸田さん
80歳代

臨床指導者

「抑制は患者の尊厳を損なう」…はずなのに？

　80歳代の戸田さんは，玄関で倒れているところを隣人に発見され救急搬送された。頭部打撲，熱発，肺炎を起こしていた。学生Wが受け持ちとなったのは入院2日目だった。

　戸田さんは，昼間はうとうと眠り，息子が面会に来る午後8時頃から目覚め，面会が終わると「息子はどこにいるの？ 呼んで！ ここはどこなの？」と叫び，せん妄状態がみられた。夜間に連続し

て点滴ルートを抜いたため，夜間や1人で過ごすときには両手にミトンが装着されていた。

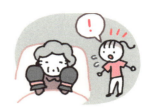

学生Wは，実際の抑制場面を見るのは初めてだった。実習初日に挨拶にいったとき，「これ（ミトン）はずして」という戸田さんに「もう少しでお昼ご飯だから，あと少し待って。大事な管を触らないようにしてください」と看護師が応える場面に出くわした。もちろん，Wは「身体拘束を受ける患者さん」を担当するのも初めてだった。Wは，「抑制は患者の尊厳を損なう」と授業で聞いたことを思い出し，これでいいのかなぁとモヤモヤした。

まるで別人？ 穏やかな患者さん

昼食時間になると，担当看護師が戸田さんのミトンをはずした。誤飲のリスクは低いため，学生Wが隣で食事を見守ることになった。どんな話をしたらよいかと戸惑っていると，戸田さんが話しかけてきてくれた。

「あなた，もうお食事はしたの？ 私だけ先にいただいていてごめんなさいね」。

学生を気遣う言葉に，学生Wはびっくりした。「息子はどこ？」「これ（ミトン）はずしてぇ！」と大声で叫ぶ戸田さんとは，別人かと思うくらいだった。Wが改めて自己紹介をすると，戸田さんは同じ東北の出身だということがわかり，それから一気に打ち解けた。

「あなたもグルなのね！」

戸田さんとの話が一段落したとき，臨床指導者が点滴交換のため

に訪室した。その後，臨床指導者と学生Wがベッドサイドを離れる際に，戸田さんに再度ミトンをはめてもらおうと声をかけると，戸田さんの表情が険しくなった。

　「それ，嫌なのよ」という戸田さんに対し，臨床指導者は「大事な治療の管があるので，申し訳ないのですがお願いします」とミトンをはめようとした。戸田さんは「嫌！ お願い」と手を振り払い，抵抗した。学生Wは，直前まで戸田さんと普通に話していたため，本当にミトンが必要なのかわからなくなってしまった。臨床指導者から戸田さんの腕を押さえるように依頼され，とっさに戸田さんの腕を抑えた。

　そのとき，戸田さんが叫んだ。

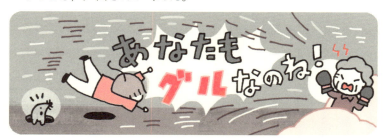

　学生Wはカンファレンスで，戸田さんにグルだと言われ，にらまれて悲しかったことを泣きながら話した。戸田さんがかわいそうで，「自分はどうしたらよいのか」「ミトンは必要なのか」と訴えた。他の学生からは，「付き添っている時間を多くしてミトンをはずしたらどうか」「無理にミトンをはめたことを謝ったらどうか」という意見が出た。臨床指導者からは，戸田さんはしっかりしているように見えるがルートの自己抜去を繰り返していること，安全に治療するためには患者さんにきちんと説明してわかってもらうしかない，寝ている間に管を抜いちゃうといけないからと，自分からミトンをはめるときもある，というコメントがあった。

そして、「私もさっきはつらかったよ。戸田さんに嫌われちゃったよね。カンファレンスが終わったら一緒に戸田さんにお話しにいきましょう」と学生Wに声をかけた。

そのとき何が…？ 考えてみよう

身体を通して経験した，理想と現実の矛盾

　ミトンなどによる身体拘束は，"患者さんの治療上の安全を守るために，やむをえず使用するものとして"，患者さんや家族の同意を得た上で実施されることがあります。患者さんや家族にとって，病いによる苦痛に加えて身体の自由を奪われる心身のダメージは計り知れません。学生は身体拘束に関する基本的な考え方は学びますが，受け持ち患者さんが拘束を拒否する姿を目の当たりにし，しかも自分が患者さんの腕を押さえつける当事者となるとは思ってもみなかったことでしょう。安楽をもたらすケアを提供することが看護だと思っていたのに，患者さんが嫌がることも行わなければならない現実を自らの行為を通して経験したのです。学生Wは，戸田さんの腕を抑えたときに伝わってきた抵抗を忘れることができないでしょう。

　この場面では，学生が当事者としてその場にいたことが大きな意味をもちます。患者さんの尊厳を護ることが看護だと考えていたのに，そのとき，その場でとっさにとった自分の行為が，患者さん

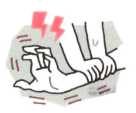

を傷つけてしまったのです。患者さんの意思を尊重することが大事だと頭の中でいくら思っていても，自分の身体・行為はまるで違っていたのです。理想と現実との矛盾は，学生自身の思考と行為との間での矛盾でもありました。

患者さんの世界と看護師の世界，学生は両方を行き来する

　臨床指導者は，戸田さんの「今，ここ」での意思だけでなく，戸田さんのこれまでの経過，将来起こり得るリスク，医療提供システムや環境条件などを考え合わせて判断し，身体拘束を選びました。抑制を行うことが善いことと考えてはいませんが，安全性に重きを置いた判断をしたのです。

　一方，看護学生は，看護師と比較して専門的知識や経験知が少ない分，リスクの予測や病棟環境に関するアセスメント力は低いのですが，患者さんの体験や視点から純粋に抑制による苦痛を感じとりました。

　看護師が見ている世界と，患者さんが見ている世界，2つの世界があるとするならば，看護学生は双方の世界に片足ずつ入れて立っているのかもしれません。

　看護学生は看護師になる過程で，看護師の価値観，判断や思考の仕方を身に付けていきます。看護教育は，「看護師であることと看護師らしく思考することに関する内部者としての専門職的理解へと，意図的に学生を移行させていく」[2]ことでもあります。本来「看護師らしく認知し，考え，行動すること」を身に付けることは，患者さんが体験している苦痛を理解できることと矛盾するものではありません。しかし，次に述べるように，それは実際には難しいことです。

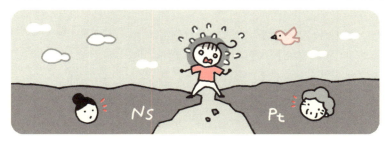

"看護師らしい"考え，行動，価値観を臨床の場で伝える

　低学年の看護学生は，歯に衣着せぬ物言いで現場の矛盾や課題を指摘し，患者さんや家族の思いを叶えるべきと率直に表現することがあります。ところが学年が上がり，実習を重ねるにつれて，批判的な意見を口にしない傾向があります。

　その理由はいくつかあるでしょう。指導者に意見を受けとめてもらえなかった経験から，諦め，表現しなくなる，現場の人員不足や設備，システムなど，矛盾を抱えた現場をやむをえないと受けとめる，などです。現実を批判しても解決できない自分，看護師となったときに果たして何ができるのかと悶々としている学生もいるでしょう。学生が「看護師らしく認知し，考え，行動すること」を学ぶということは，「柔軟な判断と脈絡にあった行動を機敏にとる」[2]ことです。どうにもならない矛盾をのみ込み，諦めることが看護師らしい柔軟な判断や行動ではありません。

　「患者さんとゆっくり話す時間をもちたいけれどできない」「身体拘束をするべきではないけれど仕方がない」など，現場の看護師が抱えもつ矛盾や罪悪感は，学生に確実に伝わっています。申し送り，患者さんとの会話，カンファレンスなどでの看護師の発言，立ち居振る舞いを通してメッセージが送られます。学生は臨床の場に身を置きながら，看護スタッフの行動，価値観を受け取るのです。

　臨床指導者は，戸田さんに真正面から向かい合い，今後の治療を考えたときにミトンをはめることが重要であることを説明し，理解してもらうことを選びました。患者さんが納得していなくても，臨床指導者は専門家として妥協しませんでした。そして，心情的には戸田さんを思いやり，傷つけたことを詫びたいという率直な気持ちを学生に語りました。

　一方で臨床指導者の判断や行為を通して学生Wは，現実的かつ誠実に患者さんに向き合うことの大切さを受け取りました。

机上で学ぶ"患者の尊厳を守る看護"ではなく、目の前にいる戸田さんの尊厳を守るために、戸田さんの手にミトンをはめることがどのような意味をもたらすのかを現場で考えることが、真に"抑制しない看護"を考え、それに取り組む看護師を育てることにつながっていくのではないでしょうか。

学びのツボ
現場には矛盾がある。大切なのは、看護師がそれらに対する苦悩に現実的にどう対処するかという姿、矛盾をのみ込まず諦めない姿を「その場」で見せること。それは学生に、「看護師らしさ」を身をもって経験させる機会となる。

　学生が現場の矛盾や課題を批判したとき、現場のスタッフが、それらに対する苦悩や現実的にどのように対処したかという姿を学生に包み隠さず見せることが大事です。

　矛盾や課題はすぐには解決できないことも多いものです。学生が日常のケア場面で経験する問題や矛盾を通して、どのように判断し、行為することが看護師らしいのか、身体を通して学べるようにすることが重要です。看護師を育てるということは、看護の評論家を育てることではありません。身体拘束を単に批判するのではなく、身体拘束しないための対策を考え、実践できる人を育てること、つまり、看護を批判的に実践できる人を育てることなのです。

【参考・引用文献】
1) Benner,P., Sutphen,M., Leonard,V., Day,L. (2010)／早野ZITO真佐子 訳 (2011):ベナーナースを育てる. p.254, 医学書院.
2) 前掲書1), p.257.

SCENE 18
臨床経験の少ない分野での実習指導に不安を感じていませんか？

学生は，成人系の急性期・慢性期，小児科，精神科，周産期など，実習の目的に合わせて施設や病棟に配置されます。どこの施設，病棟で実習するのかドキドキするのは学生だけではありません。教員にとっても，初めての実習施設や臨床経験の少ない領域の実習を指導するのは不安です。そのため，できるだけ実践経験のある診療科や領域を希望する教員が多いようです。看護教員が看護を「教えること」と「（患者さんを）ケアすること」は切り離すことができません。この２つは互いに依存しあい，時には相反することがあります。

看護教員である〈私〉の視点から，次の場面について考えてみましょう。

実習場面を見てみよう

学生 Bさん
3年生

患者 横田さん
60歳代

臨床指導者

看護教員〈私〉

拠り所のない不安感

今回，実習指導を担当することになったのは呼吸器内科を主科とし，救急病棟からの受け入れを多く行う病棟だった。教員２年目の私にとって初めて行く病棟で，３年生の成人看護学実習だった。

実習初日，学生と同じように緊張しながらカンファレンスルームで待っていると，臨床指導者が穏やかな表情で，オリエンテーションを始めた。臨床指導者が提示した受け持ち患者候補リストには，脳梗塞，憩室炎，急性外傷・熱傷，食道がん，慢性心不全，肺がん

などの疾患名や現在の治療状況，ADLなどが簡単に記載されていた。

　臨床指導者は「今回は他科の患者さんで高齢者の方が多いです。アセスメントして，ケアプランを立てやすいようにコミュニケーションがとれる方を選びました。複雑な疾患や重症の患者さんは除きました」と説明した。私は学生と一緒に，食い入るように患者リストを眺めた。私は消化器・呼吸器系での看護経験が長く，脳梗塞の急性期のケアは初めてだった。

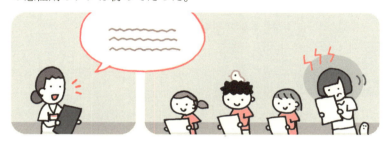

いつの間にか患者さんと話し込む

　脳梗塞の患者さんを受け持つ学生から「先生，AICA*って何ですか？」と質問された。タイミングよく臨床指導者がやってきたため，学生の疑問はすぐに解決し，すっきりした表情の学生は次の調べものにとりかかった。学生の疑問に的確に対応している臨床指導者を見て，私は助かったなぁという気持ちと同時に，役に立たない自分を突き付けられる思いだった。（＊AICA：前下小脳動脈）

　6名の学生が患者さんのケアを行う際，臨床指導者と私は指導を分担し，私は主に，臨床で看護経験のある慢性心不全の患者さんや肺がんの患者さん，食道がんで放射線療法を受ける患者さんを受け持つ学生と一緒にケアを行った。

　ある日のこと，食道がんの横田さんを受け持つ学生Bが，「治療後の転院について患者さんがどう思っているのか，話をしたいけれどもどうすればいいかわからない，何度か話題を振ってみたけれど，

話をそらされているような気がする」と困った様子だった。それなら…と，私は学生とともにベッドサイドに行くことになった。

横田さんは頭まですっぽりと上布団をかぶり，背中を向けて横になっていた。学生と血圧を測定したいと声をかけると，横田さんは元気のない様子でこちらを向いた。

「元気が出ないですかぁ。治療大変ですもんね」と私が声をかけると，横田さんは「治療したって何になるんだろうね。1人で家に帰るのは無理って息子に言われて…」と，ぽつりぽつりと話し始めた。転院のこと，家族のこと…。

私はいつしか横田さんの語りに引き込まれていた。話がひと段落つき，ふと振り向くと，学生Bが私の後ろに立ったまま私と横田さんとのやりとりを眺めていることに気が付いた。横田さんは，「なんだか長いことお話してすみません。でも，話したらちょっとすっきりしたわ。ありがとうございます」と言い，握手を求めてこられた。私はとっさにBの手を引っ張り，3人で握手する形となった。Bは戸惑ったような表情だった。

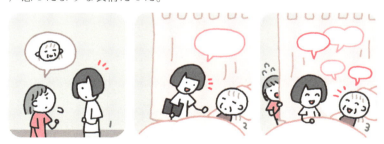

そのとき何が…？ 考えてみよう

取り戻した"看護師としての"自信

看護教員である〈私〉はこれまでの臨床での経験や目の前の横田さ

んの様子から，問わず語りに何かを聞けたらいいなぁと考えていました。

　学生Bが血圧を測っている間，硬い表情をした横田さんは，無言で天井を見つめていました。横田さんは放射線治療をしたあと，何を楽しみに頑張れるのだろうか，つらい治療を受けたあと，どのように暮らしていくかということが，もっと大変なのではないか…という思いが私の頭をよぎり，「治療，大変ですもんね」という言葉が私の口から自然に出ていたのです。その後は，横田さんの顔を覗き込むようにして対面して話を聞いていました。私の視界にBの姿は入っていませんでした。

　私は横田さんの退院に対する思いを知ることができたことで，ケアの方向性が少し見えてきそうでよかったと嬉しくなりました。今回の実習では，学生たちが受け持つ患者さんの病態や今後の見通しなどについて，専門的な助言や方向付けが十分にできていない，学生から頼りにされていないと落ち込み，自信をなくしていました。私がいなくても学生は困らない，臨床指導者がいれば十分ではないかと，役に立たない自分に落ち込んでいたところ，横田さんからの肯定的な反応に励まされました。

「どうしたらあんな展開になるの？」

　しかし，単純に喜んでばかりはいられませんでした。横田さんの話を聞くことができ，学生Bの学習が進んだのではないかと満足していたのは私だけだったのです。

　学生Bは「先生はすごい。どうしたらあんな展開になるんですかぁ。私も今まで何度も同じように話しかけてきたのに，どうして先生にだけ…」と言い，教員に対する羨ましさと，嫉妬，悔しさが入り混じった反応を示しました。

　私は，学生Bが横田さんのことを心配し，毎日，清潔ケアや検

査時の車椅子移送をして付き添い関わってきた経過があったからこそ，横田さんの語りにつながったのではないかと伝えました。教員の関わりはきっかけに過ぎなかったと。しかし，学生は自分のふがいなさや悔しさ，自分の能力のなさに目が向いているようでした。

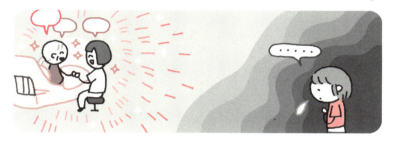

依存しあい，時に相反する「教えること」と「ケアすること」

　看護教員に求められる能力は，教育能力（教えること）と看護実践能力（ケアすること）です。どちらの能力も不可欠です。教える能力の高さと看護を実践する力は必ずしも比例しません。優れたスポーツ選手が，必ずしも監督やコーチとしての能力が高いとは限らないのと同様です。

　さらに，教員が学生を教えることと患者さんをケアすることのどちらに，より関心が強いかということも実習での姿勢に影響します。臨床現場での看護経験を長く積んだあとに看護教員となった人は，臨床の場に出ると，つい自分が患者さんをケアしたいという気持ちが高まり，学生よりも先に手を出してしまったり，学生よりも前に出て患者さんと話したりしていることがあります。「看護師である自分」がつい前面に出てしまうのです。

　臨床で培った経験に基づく患者さんの理解，患者さんへの関わりなどの実践的な知識や技術は，指導には不可欠です。教員の看護実践能力は，患者さんをアセスメントする力や看護行為の卓越さとなって現れ，「してみせる」ことによって学生を指導できるメリット

があります。

　そのとき看護教員は，直接的に自分が患者さんをケアすることによって，看護師としての自信や有能感が満たされるのです。臨床経験のない分野での実習指導を不安と感じるのは，患者さんのケアをする能力と学生を指導する能力とが相互に依存しあっているからです。つまり，ケアをする能力に不安があれば，指導する能力に対する自信も揺らいでしまうのです。

　しかし一方で，「教えること」と「（患者さんを）ケアすること」は，看護教員にとって相反する志向性をもちます。ウィーデンバックは，「教師であるという役割のゆえに，彼女の関心の的は学生であるとはいえ，その興味は2つに分かれやすい。すなわち，学生を教えることと，患者のケアーをすることである。教師が臨床教育の分野にとびこんで日が浅ければなおさらであるが，実際のところ，教師は学生に教えているときよりも患者をケアーしているときの方が，もっと自信を持ち，自分が有能だと感じて安心していられると感じるだろう」[1]と述べています。教員は，看護師として有能で安心感を得られることに関心が向き，学生を指導することよりも，つい自分がケアすることに関心が向かっていく現実を自覚しておく必要があります。

　教員は，学生の受け持ち患者に関わるとき，ただ自分が看護師としての有能感を満たすために関わっていないだろうかと自問することが大事です。私がこの意味に気付いたのは，ずいぶんあとになってからでした。自分に臨床経験がある分野での実習指導よりも，初めて行く診療科での実習指導のほうが，むしろ学生と同じ目線で現場に入っていけるのです。

学びのツボ

臨床経験の少ない分野で実習指導を行う場合は特に，自分の臨床実践能力にばかり関心が向いてしまうことがあるかもしれない。実習指導能力は，教える力と看護する力の総合力である。臨床指導者やスタッフと知識や技術を補いあいながら，学生の学習を支えたい。

　看護教員の臨床経験の豊かさは，学生に対する的確な助言やケアモデルを示すというメリットがあります。しかし，看護師として患者さんをケアすることに関心が向くことによって，学生の学習を支援することが背後に退いてしまう危険もあります。

　臨床経験の少ない分野で実習指導を行う場合，看護師としても教員としても自信喪失状態となるかもしれません。しかし，そこは臨床指導者と補いあえばよいのです。臨床指導者と教員がもっている臨床経験の強みを生かしあうことが大事です。

【参考・引用文献】

1）Wiedenbach, E.（1969）／都留伸子，武山満智子，池田明子 訳（1972）：臨床実習指導の本質―看護学生援助の技術．p.16，現代社．

医療の中に残り続ける "解放"すべき言葉

　歴史的に，病気をもつ人々を差別し，医療者に従うべき弱い存在として扱ってきた名残が，今も医学用語，看護用語の中に残っています。例えば，「奇形」「先天異常」「障害」などの言葉です。

　日本医学会分科会用語委員会では，日本小児科学会から次のような意見が述べられました[1]。「臨床の現場で患者・家族への説明を行う際に，『奇形』という言葉は非常にきつい響きがあり，精神的ダメージを与え尊厳を損ねる恐れがある」。注目したいのは，「例え当事者の前で用いなかったとしても，その用語が医学用語として普及している限り，当事者がインターネットなどで目にすることも考慮しなければならない」と付け加えていることです。その言葉が存続する限り，差別や排除は続くからです。

　医療者同士の会話の中にも，引っかかる言葉があります。「○○先生に上申しました」という表現を聞いたことがありますか？　上申とは，自分よりも目上の人に対して意見を述べることです。患者の立場に立ち，時には医師と意見を闘わせる看護師から「上申」という言葉を聞いたときには愕然としました。医師に対する謙遜や敬意を示す言葉は，相対的に他職種を卑下することになります。

　医療の中に埋め込まれている言葉がもたらす医療者と患者の伝統的関係性，現象そのものの真のありようを制限する医学・看護用語に敏感であることは，看護を相対化し，次に進む方向性を見出すためにも重要なことです。

【参考・引用文献】
1) 日本医学会分科会用語委員会「平成28年度日本医学会分科会用語委員会」：日本小児科学会より「奇形」を含む医学用語の置き換えの提案.
http://jams.med.or.jp/dic/h28material_07.pdf（2017年11月20日アクセス）

第6章

看護を言葉で伝える

学生は，実習で自分が体験したことを"話す""書く"ことで，体験した事柄の意味を考え，それを力にして次のステップへと進んでいきます。

看護を言葉にすることは，指導する側にとっても自身の看護を見直し，育むよいきっかけになります。

カンファレンスや実習記録を通じたやり取りをお互いの成長の場と考えて，もっと楽しいものにしていきましょう！

例えばこんなSCENEから考えてみましょう。

> **SCENE 19**
> 報告のときに口ごもる学生にどう対応しますか？
>
> **SCENE 20**
> 実習記録へのコメント，一方通行になっていませんか？
>
> **SCENE 21**
> カンファレンスでの"沈黙"の理由をどう考えますか？

SCENE 19 報告のときに口ごもる学生にどう対応しますか？

　1日の実習スケジュールで，学生の緊張感が高まるのが朝の行動計画の発表と午前・午後の報告の時間です。学生が臨床指導者にその日の実習目標や行動計画を説明し，臨床指導者は学生の実習内容が患者さんの病状に適しているかなどを確認します。

　「自分が立ててきた計画でいいのだろうか」「質問に答えられなかったらどうしよう」と学生は不安でいっぱいです。一方，指導者側は「学生に学んでもらいたい！」という一心で，つい熱が入りがちです。指導者への報告のときに緊張し，口ごもってしまう学生にどう対応していますか？次の場面から考えてみましょう。

実習場面を見てみよう

学生 Kさん 2年生　患者 矢野さん 70歳　臨床指導者　看護師A

「なぜ？」「どうして？」と問われ，うつむく学生

　肝炎のため入院している70歳の女性，矢野さんを受け持つ学生Kが，緊張した面持ちで実習目標を説明した。「今日は，矢野さんの清拭をして少しでも気持ちよく過ごしてもらいたいと思います。そして…さっき挨拶に行ったら，痒くて眠れなかったと言っていたんですけど…あとで薬を塗ってほしいと言っていました…」。臨床指導者は優しく頷き，学生の説明をひと通り聞くと，次のようなやりとりがなされた。

　臨床指導者：「なんで清拭をするの？」

学生K：「なんで？っていうと…」
臨床指導者：「汚れ具合とか，必要性とかをどう判断したの？」
学生K：「ああ…えっと…身体が痒くて，いつも掻いていて，身体を拭いたらさっぱりすると思ったので…」
臨床指導者：「矢野さんは，どうして痒いの？」

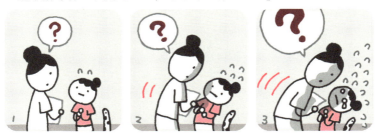

「どうして？っていうと…」「痒みの原因は？ 血液検査結果は見てる？」「痒みの原因？ …検査結果…まだ見てないです…」。学生Kは，困った表情のまま沈黙してしまった。臨床指導者は，「カルテの血液検査結果を見て，痒みの原因になっているものはないかを考え，調べて確認しましょう」と助言した。Kは暗く固い表情で，うつむいたままだった。

次々に考えが浮かび，つながっていく体験

学生Kは矢野さんの痒みの原因となる肝機能障害について調べ，臨床指導者の確認を得て清拭の準備にとりかかった。矢野さん担当の看護師Aが，一緒にケアをすることになった。

矢野さんはいつもよりぐったりしていたため，仰臥位で清拭することにした。矢野さんは「気持ちいいわねぇ。お風呂に入るのもつらくなっていたから嬉しいわ。さっぱりして今夜はよく眠れそう」と喜んでくれた。ケアを終え病室を出ると，看護師Aは，片づけをしながらKに話しかけた。

看護師A:「矢野さん,身体がつらそうだったね。今日は全介助で拭いたけど,調子のいいときは自分でできそうかな…」
学生K:「少しの時間ならベッドに座って上半身は自分で拭けるかもしれません」
看護師A:「そうだね。痒みの程度は…えっと…肝機能も確か…」
学生K:「清拭のとき背中に掻き傷を見ました。夜中に無意識に掻いてるって言っていたので…。そうだ,今朝,採血してました!」。Kの頭の中に,次々と考えが浮かぶ。
看護師A:「一緒に検査結果見てみようか。(電子カルテを開く)えっと…」
学生K:「(メモ帳を取り出し)ビリルビン…AST…ALT」
看護師A:「そうだね。データは少し改善?…どうだっけ?」

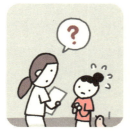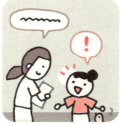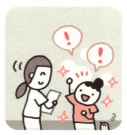

学生Kは看護師Aとのやりとりのあと,いきいきとした表情でカンファレンス室に戻り,看護教員に一気に次のように話した。

「すごく勉強になった! 今朝は指導者さんに突っ込まれて,頭が真っ白になったけど,Aさんのときは違った。指導者さんは大事なところを教えてくれて,自分がもっと調べてないとダメだってわかったんだけど,『なぜ?』とか『根拠は?』って聞かれると固まっちゃう。何を聞かれてるのか,何を求められているのか,どんな答えを期待されてるのかと,自由に答えられなくなる。でもAさんはすごい。一緒に考えてくれる感じで,どう考えていけばいいのか

が自然に頭に浮かんで…。不思議なくらい次々に，考えが整理されて，答えられた。Aさんみたいにいろんなことを考えられるといいなぁ。検査結果やデータとあわせて，見て考えていくっていうのが，すごく勉強になった」。

そのとき何が…？ 考えてみよう

臨床指導者の「なぜ？」の繰り返しが学生をうつむかせる

　臨床指導者が学生に「なぜ？」「根拠は？」と問いかけていました。これはかなり一般的に行われている指導方法です。エビデンスに基づく看護実践，論理的な推論を行うためには，ケアの意図や根拠をもつことが不可欠だからです。知識量の多い学生や事前学習をしてきた学生にとっては，比較的答えやすい質問ですが，「なぜ？」という質問は，学生の思考を閉ざしてしまうことがあります。学生は指導者から「突っ込まれた」と感じ，答えても「なぜ？」「なぜ？」と追求され，指導者の求める正解にたどり着かないと"宿題"も出されます。そうなると，学生の関心は患者さんのケアをどうしていくかということではなく，質問されないようにしたい，きちんと答えられるようにディフェンスすることに向かってしまうのです。

　このような学生とのやりとりは，ひたすら指導者の求める正解だけを求め，顔色を伺うような学生を育てることにもなりかねません。次々に「なぜ？」「なぜ？」を繰り返されると，学生は混乱していきます。

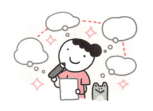

　筆者は，ウィーデンバックの「学生はいかなることをしようとも，それはその時点での彼女の最善の判断を表している」[1]という一節を読み，はっとしたことがあります。学生には彼らなりの現象の知

覚の仕方があるのです。指導者がそれを考慮に入れないまま「なぜ？」を繰り返しても，単に指導者の思考の枠組みを押しつけるだけになってしまいます。

　指導者が想定する正解や考えにたどり着くような質問は，一時的には学生の知識を増やすかもしれません。しかし，本来的に学生が身に付けるべき力は，目の前の現象，課題に対して自分で問いを立てる力ではないでしょうか。自らが問いを立て，問いを更新していく力，「それって，どういうことなのだろう？」と自分で探求していく力です。

学生が自分に対して「なぜ？」と問う

　それでは，学生が自ら問いを立てる力を付けるには，どのような関わりが有効なのでしょうか？　学生Kと看護師Aとのやりとりを見てみましょう。看護師は，一度も「なぜ？」と問いかけていません。ケア場面での患者さんの反応について，看護師は自分がとらえたことを言葉にしながら，Kがどのように思ったかを，問わず語りに，問いかけていました。冒頭の臨床指導者のやりとりとの違いをみると，具体的なケアの場面での出来事をもとに，Kが経験したことを言語化するような促しとなっていること，患者さんの清拭をもっとよい方法で行うにはどうしたらよいかと，看護師自身が自問自答している点が挙げられます。

　そして，学生Kが「どう考えていけばいいのかが自然に頭に浮かんで」「不思議なくらい次々に，考えが整理されて，答えられた」と話していたように，Kは看護師Aが自ら問いを立てて考えるプロセスを一緒に経験しているという特徴があります。看護師が，意図してそのような関わりをしたかはわかりませんが，少なくとも，Kは「なぜ？」と自分に問いかけ，自分で答えを見出すプロセスを看護師とともに経験しています。

シャインは，プロセス・コンサルテーションという手法を唱えていますが，それは，「内容そのものについて助言するのではなく，相手が自ら納得のいく答えを見出せるようにプロセスを設計し支援する方法」[2]であると述べています。まさに，看護師 A の学生 K に対する関わりの特徴を言い表しています。

謙虚な問いかけが，その先のケアを見出すきっかけになる

もう 1 つ，看護師 A から学ぶことがあります。それは，問わず語りの問いかけが，学生 K の警戒心を解き，ともに考えるという関係性を創り出していることです。

先に紹介したシャインは，プロセス・コンサルテーションにおいて重要なこととして，「自分から一方的に話すのを控え，謙虚に問いかけること」を挙げています。謙虚に問いかけるというのは，「その人のことを理解したいという純粋な気持ちをもって関係を築いていくための流儀」[3]のことをいいます。相手の経験していること，相手に見えていることを教えてもらいたい，知りたいという謙虚な問いかけによって，警戒心が解かれ，両者が同じ目的に向かって何をすべきかを見出すことにつながっていくのです。

臨床指導者と学生に共通する目的は，患者さんによりよいケアを提供することです。臨床指導者は，患者さんの理解を深め，よりよいケアを提供するために，ともに看護をする仲間として学生に謙虚に問うてみたらどうでしょうか。きっと学生は，受け持ち患者について驚くほど多くの情報をつかんでいます。

臨床指導者や病棟のスタッフが学生の意見を重要なものとみなし，病棟の看護計画の中に盛り込んでもらえたという経験は，学生が看護することの喜びと責任を学ぶことにもつながるでしょう。

学びのツボ

「なぜ？」を繰り返す指導は，時に学生を萎縮させる。臨床指導者が学生とともに考え，学生の思いを謙虚に問う姿勢が，学生が自ら問いを立て，答えを見出す力を育てる。

　学生が口を閉ざしてしまったら，臨床指導者の思考の枠組みや正解を導くような「なぜ？」「なぜ？」の質問をしていないか，今一度自分の問いかけ方を見直してみましょう。学生が経験していること，見ていることを「謙虚に問いかける」ことによって，行動計画の発表や報告の時間が，学生・指導者双方にとって，いきいきと楽しい時間になるかもしれません。

【参考・引用文献】
1) Wiedenbach, E. (1969)／都留伸子，武山満智子，池田明子 訳（1972）：臨床実習指導の本質―看護学生援助の技術．p.89．現代社．
2) Schein, E.H. (2013)／金井壽宏 監訳，原賀真紀子 訳（2014）：問いかける技術―確かな人間関係と優れた組織をつくる．p.10．英治出版．
3) 前掲書2），p.17．

SCENE 20 実習記録へのコメント，一方通行になっていませんか？

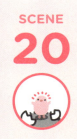

　実習記録に悩んだり，プレッシャーを感じる学生は少なくありません。実習記録を手早く書くにはどうしたらよいかを指南するテキストや情報に事欠かないのはそのためです。一方，指導者側も，提出された実習記録を読み，コメントするには時間も労力も必要です。そして，「どのようなコメントをすれば，学生にとって役立つのか」「こんなコメントでいいのか」と不安になることがあります。

　臨床指導者同士で，互いのコメントを読みあう機会も多くはありませんし，学生へのフィードバックの仕方も自分流のやり方になっているかもしれません。具体的な学生の実習初日の実習記録をもとに考えていきましょう。

実習場面を見てみよう

あなたならどうコメントしますか？

　学生Rは1年生。患者さんとのコミュニケーションや日常生活行動の援助を目的とした，初めての実習中。受け持ち患者の水木さんは70歳代後半の女性で，心不全症状の悪化のために入院している。Rは実習1日目の翌日，実習記録（次頁参照）を提出した。

【実習記録①】

日付	実習1日目	日時	○月○日×時	学生氏名	学生R

実習内容

14:00～14:15
Aさんはベッドに座っていた。

自己紹介をして、お話をした。Aさんが椅子を勧めてくれたので、座って話をした。
会話の内容は、住んでいる場所、娘さんは○市に住んでいて、1日おきにお見舞いに来られる、息子さんのお嫁さんとご主人でたびたび車で国内旅行に連れていってくれるなどだった。

旅行の話になったとき、「一番最近ではどこに行かれたのですか？」と質問すると、「年末に旅行するはずだったけど今回入院しちゃったから～」とおっしゃり、いけないことを言ってしまったなぁと思った。気を付けたい。今までご自身の兄弟、ご両親のお世話をずっとしてきたため、お世話すること、お見舞いに行くことの大変さがわかる。だから娘さんに毎日お見舞いに来なくていいと言っている。それでも娘さんの旦那さんや姑さんに迷惑がかかっている気がして申し訳なく感じている。なるべくお世話になりたくない、1人でやりたいと話された。

もう1人の娘さんが介護の仕事をしているため、看護師さんの大変さがわかるとも話された。
Aさんは、"大変だけど…" "大変よね…"と、終始言っていた。

考察

楽しくお話できたのでよかった。だけど、たまにある沈黙がとても焦ったし心配になった。もしかしたらAさんに気を遣わせていたかもしれない。また、話そう話そうと焦って、自分が気付かないうちに傷つけてしまう言葉を言ってしまっているような気がしてならない。

Aさんは、お世話されることに対して申し訳なく感じているのが気になる。ご自身が他の方の看病やお見舞いに行っていた経験があったから、また今まで元気に過ごされていたため仕方ないのだが、私が、これから何かケアしたいと考えても患者さんのニーズではない、むしろ申し訳ない…と気分を害されてしまわないように、Aさんの立場になって慎重に看護計画を立てていきたいと思った。
病院食を好まないということだが、病気の症状に浮腫があり、カルテの記録でも右下肢の浮腫が日によってあることがわかった。病院食は恐らく塩分を控えていたり、尿の排出を促す栄養素が含まれていると思うので、娘さんが買ってくる食べ物にはどんなものがあるか、病院食を召し上がらない影響で浮腫があるのか気になった。

Aさんと接した時間が15分強しかなかったため、バイタルサインズの測定はできなかった。しかし、Aさんに挨拶をし、お話をさせていただいた中で、また電子カルテの記録からAさんの情報を得ることができた（質問ぜめをせず、自然な会話ができてよかった）。

今回、Aさんは自立されている方で、清拭等の援助が必要ないということなので、これからの実習でどのように看護していこうか、若干イメージしづらい。
しかし、フィジカルアセスメントやコミュニケーションを通してAさんのニーズは何なのか、そのニーズを満たすためにはどのようにアセスメントすればいいのか見つけることが今後の課題だと思ったので、明日から実行したい。

【実習記録②】

看護を言葉で伝える

日付	実習1日目	日時	○月○日×時	学生氏名	学生R

実習内容

14:00～14:15
Aさんはベッドに座っていた。 ① 座って同じ目線の高さでお話することは大切ですね。

自己紹介をして、お話をした。Aさんが椅子を勧めてくれたので、座って話をした。
会話の内容は、住んでいる場所、娘さんは○市に住んでいて、1日おきにお見舞いに来られる、息子さんのお嫁さんとご主人でたびたび車で国内旅行に連れていってくれるなどだった。

旅行の話になったとき、「一番最近ではどこに行かれたのですか？」と質問すると、「年末に旅行するはずだったけど今回入院しちゃったから～」とおっしゃり、いけないことを言ってしまったなあと思った。気を付けたい。今までご自身の兄弟、ご両親のお世話をずっとしてきたため、お世話すること、お見舞いに行くことの大変さがわかる。だから娘さんに毎日お見舞いに来なくていいと言っている。それでも娘さんの旦那さんや姑さんに迷惑がかかっている気がして申し訳なく感じている、なるべくお世話になりたくない、1人でやりたいと話された。

② この言葉と、Aさんが気を遣っているということと何か関連があるのかな？

もう1人の娘さんが介護の仕事をしているため、看護師さんの大変さがわかるとも話された。Aさんは、"大変だけど…""大変よね…"と、終始言っていた。

③ 上記の中のどのようなところで沈黙したり、傷つけてしまうと思ったりしたのですか？
Aさんの反応ややりとりを付け加えましょう。
そうするともう少し事実状況を踏まえて考察できると思います。

考察

楽しくお話できたのでよかった。だけど、たまにある沈黙がとても焦ったし心配になった。もしかしたらAさんに気を遣わせていたかもしれない。また、話そう話そうと焦って、自分が気付かないうちに傷つけてしまう言葉を言ってしまっているような気がしてならない。

⑤ よくとらえましたね。 ④ あなた自身が「話そう」「何か言葉をかけなければ」と思っていたのですか？

Aさんは、お世話されることに対して申し訳なく感じているのが気になる。ご自身が他の方の看病やお見舞いに行っていた経験があったから、また今まで元気に過ごされていたため仕方ないのだが、私が、これから何かケアしたいと考えても患者さんのニーズではない、むしろ申し訳ない…と気分を害されてしまわないように、Aさんの立場になって慎重に看護計画を立てていきたいと思った。 ⑥ 大切な視点ですね。
病院食を好まないということだが、病気の症状に浮腫があり、カルテの記録でも右下肢の浮腫が日によってあることがわかった。病院食は恐らく塩分を控えていたり、尿の排出を促す栄養素が含まれていると思うので、娘さんが買ってくる食べ物にはどんなものがあるか、病院食を召し上がらない影響で浮腫があるのか気になった。

⑦ カルテの情報と合わせながらAさんの身体状況をみていきましょう。

Aさんと接した時間が15分強しかなかったため、バイタルサインズの測定はできなかった。しかし、Aさんに挨拶をし、お話をさせていただいた中で、また電子カルテの記録からAさんの情報を得ることができた（質問ぜめをせず、自然な会話ができてよかった）。

今回、Aさんは自立されている方で、清拭等の援助が必要ないということなので、これからの実習でどのように看護していこうか、若干イメージしづらい。
しかし、フィジカルアセスメントやコミュニケーションを通してAさんのニーズは何なのか、そのニーズを満たすためにはどのようにアセスメントすればいいのか見つけることが今後の課題だと思ったので、明日から実行したい。

⑧ この方向性で少しずつAさんと関わっていきましょう。 教員T

Aさんは、ナースに対していつも気を遣い、遠慮がちの方です。
それによって1人で何でも行って無理をしてしまうこともあるので、
コミュニケーションをとりながら、さりげなくAさんを手助けしていけるとよいと思います。 臨床指導者RT

教員と臨床指導者のコメント

　教員は 30 歳代前半，5 年ほど実習指導の経験があった。臨床指導者は臨床 7 年目，病棟リーダー業務をこなし，臨床実習指導を始めて 3 年目である。学生 R の実習記録を読んだ教員，臨床指導者は，【実習記録②】のようにコメントした（前頁参照）。

そのとき何が…？　考えてみよう

学生が"直に体験したこと"を理解する

　実習記録には，ある場面の患者の言動や状況が学生 R にどのように見えていたのかが表れています。R が 1 日の出来事を思い起こし，関心を寄せた事柄が自ずと取捨選択され，再構成されたものだからです。

　学生 R は，初めて受け持ち患者さんと話した 15 分間に起きたことを上段に，下段には，患者さんと話していたときの沈黙に対する自身の焦りや心配，患者さんに気を遣わせていたかもしれないという後悔，周囲に気を遣い自分で何でもやりたそうに見えた患者さん，カルテの記録とつなぎあわせてみた浮腫と食べ物の好みとの関連，翌日以降の実習の目標などを書きました。

　学生の語彙力や表現力には差があり，場面状況がいきいきと伝わるような描写もあれば，いつ，どこで，どのようなことが起こったのかがわかりにくい実習記録もあります。文章を書くのが苦手なのか，極端に短い記録もあります。しかし，文字になっていないからといって学生が何も経験していないはずはありません。

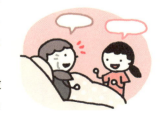

　実習記録は，指導者が学生の体験を理解する手掛かりとなるものであ

り，内容に良し悪しはありません。学生Rの記録の中で「Aさん（＝水木さん）は"大変だけど…""大変よね…"と，終始言っていた」という部分があります。学生が水木さんの"大変"という言葉やその言い淀んだ言い方に何かを感じ取っているのです。このように学生が直に体験した感覚をまずは文字にしてみるという行為が，実習記録における大切な作業なのです。指導者は，学生本人がはっきりと認識する以前にとらえた現象に着目し，現象を理解する手掛かりになるようなフィードバックをすることができます。

　指導者が実習記録を読み，フィードバックをするという行為は，学生がどのようなことに関心を向け，何を感じたのか，実習記録を介して学生と対話することなのです。実習記録に何をコメントすればよいかというよりも，まず学生の体験を理解するつもりで問いかけたり，フィードバックすることが最初のステップではないでしょうか。

大切なのは，実習につながるフィードバック

　赤字で記述された看護教員のコメントを見てみましょう。
　①⑤⑥は，学生Rが実施した行為や状況解釈，考えを肯定するメッセージです。
　②③④は，学生Rが水木さんとの相互作用の中で感じた気掛かりについて，Rの受けとめや言動の意味を問いかけるコメントで，疑問符形（？）をとっています。
　⑦⑧は，翌日の水木さんへの関わりや実習目標の方向を肯定し，示しています。
　枠の下にある臨床指導者のコメントは，学生Rがとらえた水木さんの性格についての受けとめを補う情報を提供し，水木さんに応じた関わり方を提案したコメントです。
　指導者が記載するコメントにはさまざまな意図がありますが，学

生はそれをどのようにとらえているのでしょうか。実習記録に対する指導者のフィードバックについて調べた，高橋らの研究があります。この研究では，学生が学習を進めていく上で役に立ったと感じた指導者のフィードバックについて，学生に自由記載を求めました。その結果，32種類のコメントが明らかになりました[1]。主なものを以下に挙げます。

最も頻度が高かったのが，「学習成果を認める」フィードバックでした。それに続くのは「情報収集・アセスメント・看護計画の充実に向けて不足を指摘・補足する」「多方面からの情報収集とクライエントの状態変化の予測を基にアセスメントするよう促す」「クライエントの個別性やニードを考え，看護過程を展開するよう促す」という情報取集，アセスメント，看護計画立案といったプロセスに関わるフィードバックでした。

実習記録のどこに注目し，何をコメントするかは，指導者の実習指導や教育，看護に対する価値観，個々の学生の課題，受け持ち患者の状況に関する知識や経験などによって異なります。指導者は，自分のコメントやフィードバックの特徴について自覚的であることが大切です。

例えば，学生の学習成果を認めるようなフィードバックが少なく，不足点を指摘したり，問題や課題を学生に直面化させるようなフィードバックが多くなる傾向の人もいるでしょう。コメントすること自体が目的ではないのですから，学生がフィードバックしたコメントをどのように受けとめ，その後の実習にどのようにつながっていったかまでを含めてみていくことが大事です。

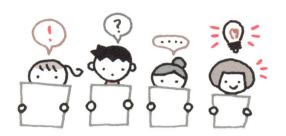

学びのツボ

"適切なコメント"という正解はない。実習記録を手掛かりに学生の体験を知り、記録を介して学生と対話する姿勢を大切にしよう。実習記録を介した学生との対話を通じて指導者も成長することができる。

　指導者は学生の実習記録を読むことによって、日々の臨床の中で当たり前と受けとめ、気付くことすらなかった患者さんや家族の思いを知り、初心に返ることも数多くあります。実習記録は、学生と指導者が互いの看護を育むきっかけとなり得るのです。

【参考・引用文献】
1) 高橋裕子、松田安弘、山下暢子、吉富美佐江（2014）：看護学教員による実習記録へのフィードバックに関する研究―学生が学習活動の促進につながったと知覚する記述内容に焦点を当てて．群馬県立県民健康科学大学紀要，第9巻．13-33.

SCENE 21 カンファレンスでの"沈黙"の理由をどう考えますか？

「カンファレンスの時間が盛り上がらない」「もっと患者さんのケアについて困っていることや考えたことを話せばいいのに」「今回の実習グループの学生たちはおとなしい」…実習中に開催する学生カンファレンスで意見交換が活発になされていないときの指導者のつぶやきです。

「何か話しなさい」と言わんばかりの指導者からの無言のプレッシャーを，学生たちが感じないはずはありません。するとますます，カンファレンスが沈黙していくという具合です。いったい何が起こっているのでしょうか？ 次の場面から考えてみましょう。

実習場面を見てみよう

学生たち，2年生　　　　　臨床指導者

沈黙のカンファレンス

2年生の基礎実習4日目，定例の学生カンファレンスの場面。
司会学生：「今日のカンファレンスを始めます」
…シーン…皆，うつむいてメモ帳を取り出しパラパラとめくる。
司会学生：(目の前の学生とちらっと目を合わせて苦笑い)「じゃあ…私から，今日あったことを話します。今日は…えっと…入浴介助をしました。受け持ち患者さんと看護補助者さんとで，病室まで入浴用のストレッチャーで迎えに行って，寝たまま入れるんです。看護補助者さんが，すごく手早くてゴシゴシ身体

を洗って…患者さんは気持ちいいって言っていました。…でも，ちょっと身体の向きを変えるときには，痛そうにしていたんですけど…そんな感じです」
…シーン…学生たちが目を合わせる。
学生A：「あっ…じゃあ，入浴つながりで…私も初めて陰部洗浄をしました。予想以上に準備をするのに時間がかかってしまって，せっかく温度を合わせていったのに，患者さんに『ちょっとお湯がぬるい』って言われました。それと，指導者さんが手伝ってくれたんですけど，頭の中がパニックで，次に何をしたらいいのかわからなくなってしまって，それも時間がかかる原因だったのかなって思いました」
…シーン…

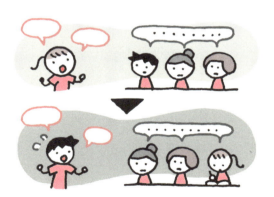

司会学生：「今の発表を聞いて，何か質問や意見は…」
…シーン…
学生B：「全部1人でやったんですか？」
学生A：「洗うところはやらせてもらったけど，指導者さんにほとんど手伝ってもらいました。昨日見学したからできると思ったけど，できなかった…」

学生B:「ふ〜ん」

…学生Bの隣の学生Cがメモ帳をめくっている。

司会学生:「他に，何か質問ありますか？……ないみたいなので，Cさんに移っていいですか？」

学生Cと学生Dが順に，その日の出来事を報告していった。

司会学生:「では，ひと通り回ったので，指導者さんからコメントお願いします」

臨床指導者:「入浴介助や陰部洗浄など，初めて実施したことが共有されてよかったと思います。でも，もっと患者さんのケアの方法でどうしたらいいか迷ったこととかもここで出し合って話し合ったらいいのに。誰もやったことがないケアのこととか，お互いにどうしたらいいのかとか話せばいいのに。せっかくのカンファレンスの時間がもったいない。明日からもっとカンファレンス時間を有効に使いましょう。カンファレンスのテーマが決まっていないから話しにくいんじゃないの？ 明日からテーマを決めたらどうかな」

…シーン…(暗い表情)

司会学生:「ありがとうございました。ではカンファレンスを終わります」

…シーン…(暗い表情)

カンファレンスが「盛り上がらない」わけ

　カンファレンス以外の時間，控室で過ごす学生たちのおしゃべりは活発で，カンファレンス中の沈黙とは正反対です。学生たちにカンファレンスの時間をどう思っているのか聞いてみると，次のような答えが返ってきました。

　「カンファレンスだと急に緊張して…指導者さんもいるし」「昼休みに，『今日のカンファレンスどうする？』って相談しているうちに

話しちゃって，カンファレンス時間には解決しちゃってることもある」「グループの他の子（学生）が話したことを聞いていて，あれっ？　どういうこと？　って思っている間に，話題が変わっていて話についていけない」「他の人の意見を聞いて，自分も同じようなことあったなって思ったりはするけど,そんな感想でいいんですか？」。

　「迷ったことや疑問に思ったことを話せばいいって指導者さんに言われたけど，すぐには思いつかない」「朝から患者さんのところで何をやったかなぁって思い出して，考えないとすぐには話せないから，順番が回ってくるまで，自分が何を話そうかなって考えたりしちゃってる」「他の学生の受け持ち患者さんのことをあまりよく知らないから。わからないことばっかりだけど，どこまで質問していいのか…」。学生たちの立場から，カンファレンスが沈黙となるわけがわかってきました。どの答えにも説得力があり，うなずけます。

そのとき何が…？　考えてみよう

出来事を思い出し，言葉にする難しさ

　先に示したカンファレンス場面のやりとりを見てみると，決してずっと沈黙しているわけではありません。一人ひとりの発言に対する感想や質問などのキャッチボールが続かず，話題が途切れ，沈黙が生まれているのです。指導者は，もっと活発に意見交換をしてもらいたいという思いをもっていますが，学生たちはカンファレンスで発言することをどのように受けとめているのでしょうか。

　学生たちからは「カンファレンスだと急に緊張して…指導者さんもいるし」「…そんな感想でいいんですか？」などの声が聞かれました。休憩時など，普段は学生同士がそれぞれに感じたことを話すことができているのですから，カンファレンスの時間はかしこまった雰囲気で緊張感が漂い，発言しづらい，ということがわかります。

カンファレンスでは，その場にふさわしい内容や話し方をしなければならないという思いがあるのでしょう。カンファレンスでは丁寧語で話す，司会者を立てる，指導者が参加するなど，いくつかの約束事が，学生に緊張を強いるのは想像がつきます。
　次に注目したいのは，何を話せばよいか「すぐに思いつかない」「思い出して，考えないとすぐには話せない」という学生の受けとめ方です。人は日々，出会う事柄のすべてについて深く意味をとらえているわけではありません。ある出来事に遭遇しても，自分にとってそれが意味のある現象として深く結びつくとは限りません。中村は次のように述べています。

　「生活世界のなかで，われわれ一人ひとりがなにかの出来事に出会うことがまず考えられるだろう。けれども，ただなにかの出来事に出会ったからといって，それがただちに，われわれ一人ひとりの生の全体性に結びついた経験になるわけではない。なにかのかなり重大な出来事に出会っても，ほとんどなにも刻印をわれわれのうちに残さないような経験，つまり，内面化されることのない経験，うわの空の経験，疑似的な経験というものがある」[1)]。

　中村は，私たちが出会った出来事の中で，個々の人の内面に意味を帯びて受けとめられたときに，初めてその出来事を真に経験したことになるということを言わんとしています。
　学生は，おおよそ初めての環境の中に身を置き，見るもの感じることすべてが新しいことといっても言い過ぎではありません。その出来事のカオスの中から，気になった出来事を選び出すだけでも相当な時間とエネルギーが必要でしょう。「すぐに思いつかない」「思い出して，考えないとすぐには話せない」のは当然のことです。
　カンファレンスで自分の経験を語ろうとするとき，メモ帳を取り

出し，じーっと考え込んでいるとき，それは，1日の出来事を振り返り，意味を考える行程ともいえます。ですから，その行程を経なければ他者に話すには至らないのです。

　何らかの意味を帯びた体験を経験として語る手前の「経験のひな形」[1]をたどる作業はとても大切です。「経験のひな形」となる出来事を思い起こし，経験の意味を他者に伝える作業は簡単なことではありません。なぜなら，「経験のひな形」となるおびただしい出来事は流れるように次々に起こり，状況の中に埋め込まれ，絡まった毛糸のようになったそれらを，学生はまるごと体験しているからです。

あれっ？ と思っている間に次の話題に

　カンファレンスで他の学生の発言を聞くときの，学生の受けとめ方についても考えてみましょう。「他の学生の受け持ち患者さんのことをあまりよく知らないから。わからないことばっかりだけど，どこまで質問していいのか…」と話した学生がいました。

　学生たちは，自分の受け持ち患者の全体像を把握するだけでも四苦八苦し，普段から学生同士が互いに受け持ち患者に関する情報交換を行うことが少ないのです。他の学生の発言内容を理解するには，知っている断片的な情報をつなぎあわせて理解しなければなりません。理解が追い付かず，疑問がわいたとしても，感想や意見を言うのは躊躇するのでしょう。

「グループの他の子(学生)が話したことを聞いていて，あれっ？　どういうこと？　って思っている間に，話題が変わっていて話についていけない」というように，まず他の学生が話す内容や出来事を想像したり考えているうちに，沈黙が流れるということなのでしょう。

　学年が上がるにつれてカンファレンスが活発に行われる印象がありますが，それは学生同士が互いのエピソードの断片から状況を理解し，解釈するために必要な知識を積み重ね，互いの価値観を了解しあうようになっているからです。

カンファレンスをファシリテートする

　カンファレンスには，指導者のカンファレンスへの関与の仕方も影響します。まるで傍聴人のようにひたすらメモをとる指導者，意見交換が滞り沈黙が流れると，一人ひとりの学生の発言にコメントし，質疑応答を始める指導者なども見かけます。指導者自身のカンファレンスのスタイルを見直してみましょう。

　学生主体のカンファレンスなのだから，指導者は口を出すべきではないという考えもあるかもしれません。しかし，指導者が「そのときにどんなことを思って患者さんのそばにいたのですか」「どのあたりが気になったのですか」など，学生が出来事に付随する感情や気掛かりを言葉にする手助けとなる問いかけや，聞き手となる他の学生たちの理解を促す「もう少し患者さんの様子やそのときのことも教えてください」というような素朴な問いかけが重要です。

　指導者がカンファレンスに参加することの真価は，学生一人ひとりが体験の意味を考えることができるか，学生個々の経験が交叉し，新たな意味，ダイナミズムが生まれるかどうかにあるのです。

学生カンファレンスの沈黙のわけを紐解いてみると，学生は沈黙の中で，自分が体験した事柄の意味を考えていることがわかる。実習で経験するすべてが未知の出来事である学生にとって，ある出来事を思い出し，その意味を含めて言葉にすることは簡単ではない。ましてや短い時間内で他者の経験を理解し，感想や意見を述べるには，ある程度の経験を要する。

　「意見交換が活発なカンファレンス＝よいカンファレンス」というような画一的な見方はやめて，学生が話しにくいわけ，意見を言いにくいわけを学生に聞いてみましょう。指導者が過度な緊張や堅苦しい雰囲気を和らげ，安心して話すことができるような土壌を創ること，学生が出来事に付随する感情や気掛かりを言葉にする手助けとなる問いかけや，聞き手となる他の学生たちの理解を促す素朴な問いかけをすることも重要です。

【参考・引用文献】
1) 中村雄二郎（1992）：臨床の知とは何か．p.63．岩波書店．

COLUMN

看護学生は最下層？

　留学生が日本の看護学生を見て，「病棟の中で最下層にいるように感じる」と言ったことがありました。学生が立つ場所さえない狭いスタッフステーション，挨拶してもほぼ無反応のスタッフ，声をかけづらい雰囲気を醸し出すスタッフに萎縮する日本の看護学生の姿を見れば，「最下層」と言われても当然です。

　かつて北欧の病棟実習を見学したとき，看護学生は1人で食事を配膳し，患者のケアを行い，かなりの程度自立してスタッフの一員としてケアを担っていました。遠目からは，学生なのかスタッフなのか見分けがつかないほどでした。一方，日本の看護学生は何をするにも指導者の許可を得なければならず，1人でできることは限られ，居場所さえもない…さぞかし窮屈なヒエラルキーの中で実習しているのだろうと映ったのでしょう。必ずしもこのような実習場ばかりではありませんが，看護学生は肩身の狭い思いをしながら病院実習をしています。いったい，いつからこうなってしまったのでしょうか？　それは，看護師自身が置かれたヒエラルキーと無関係ではありません。

　戦後すぐに，赤十字病院で実習した大先輩に当時の思い出を聞いたことがあります[1]。当時，実習では看護学生も先輩学生や看護師もともに患者のケアを担い，医師に堂々と物申す婦長の凛とした姿勢が誇らしかったことがいきいきと語られました。当時，「婦長―看護婦―医師―小遣い―モルモット―インターン」という病院内での実質的な序列を表す言葉があったそうです。

　日野原と川島は，対談で次のように回顧しています[2]。

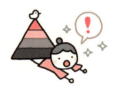

「…(日野原)実のところ，どこを切るにはどのメスかなど，全部婦長さんに教わりました。そのおかげで，最初は1時間ぐらいかかって切開していたものが，最後は数分でできるようになりました。静脈への点滴も全部ナースに教わりましたね。あの頃のナースの能力というのは大変なものだったと思いますよ。若い医師をみんな指導していましたね」

「(川島)そうですね。手術室でも新しいドクターにはナースがすべて教えていました」

そのような婦長のもとで働く看護婦，看護学生らが萎縮していたはずはありません。

看護学生が実習場で肩身が狭いのは，資格をもたない学生だからというだけではありません。その実習場の看護，看護師がどのように受けとめられているかを反映するものでもあるのです。

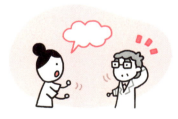

【引用・参考文献】
1) 研究代表者 川嶋みどり（2009）：赤十字病院における優れた看護実践の発掘と赤十字看護論構築に関する研究．平成19年度〜20年度赤十字と看護・介護に関する研究助成金研究成果報告書．p.11．
2) 川島みどり，日野原重明（2002）：「週刊医学界新聞」創刊2500号記念対談 日本の医学・看護の再構築を語る―戦後50年が育んだ礎石．週刊医学界新聞第2500号．
http://www.igaku-shoin.co.jp/nwsppr/n2002dir/n2500dir/n2500_01.htm
（2017年11月20日アクセス）

おわりに

　本書の中で取り上げたエピソードやそこで浮かび上がった問いが，読者の皆さんのこれまでの実習指導の体験を触発し，それぞれに「実習指導とは何をすることなのか」を問い，語りたくなるような気持ちになっていただけたでしょうか．

　私は教員として，1年間のうちのかなりの時間を臨床実習の場に身を置き，日々悩み，実習指導に関する書籍を手掛かりにすることもあります．しかし，実習指導に関する書籍は，抽象的な記述やあるべき論が多いことに不足を感じることもありました．教員や指導者は，現場で悩みながらも対応していることがあるはずなのに，もっと本当のところが知りたいと感じてきました．
　そこで，本書はどれだけ実習指導が重要であるかを抽象的に述べるのではなく，実習指導のリアリティを大事に執筆しました．ただし，取り上げた実習場面は，実際に起きた出来事とは異なります．筆者が経験した実習での複数の経験を組み合わせ，あるいは部分的に脚色するなどして再構成したものです．

　本書を書き終え，改めて「実習指導とは何をすることなのか」を自分に問うてみました．そして今，「実習指導を通して，看護を伝えることなのだ」という，ごく当たり前の答えにたどり着いています．
　本書は，これまで出会った学生さん，臨床指導者の皆さん，同僚の看護教員の皆さんとの対話なくしては生まれませんでした．心から御礼を申し上げます．

　そして最後に，医学書院の編集者，品田暁子さんは，時に私に代わり，そして私以上に「実習指導とはいったい何をすることなのか」を問い，追求してくださいました．心から感謝申し上げます．

2018年3月

吉田みつ子